EL NIÑO ANTES DE NACER

La estimulación prenatal y el embarazo

EL NIÑO ANTES DE NACER

La estimulación prenatal
y el embarazo

JOSÉ FCO. GONZÁLEZ RAMÍREZ

Copyright © EDIMAT LIBROS, S. A.

ISBN: 84-9764-313-5
Depósito legal: M-48685-2002
Fecha de aparición: Febrero 2003

Colección: Guía de padres
Título: El niño antes de nacer
Autor: José Fco. G. Ramírez
Diseño de cubierta: El ojo del huracán
Impreso en: LÁVEL

IMPRESO EN ESPAÑA – *PRINTED IN SPAIN*

PRÓLOGO

Este libro va dedicado al niño no nacido. Trato de ver, desde los ojos de la existencia intrauterina, una realidad maravillosa para un ser con una complejidad realmente sorprendente.

Debiéramos también maravillarnos todos; por eso, quizá, las mamás embarazadas tengan una especial intuición y sepan que su hijo es alguien extraordinariamente vivo, complejo, alguien con quien es ya posible una relación sutil que va más allá de cualquier limitación.

Estar embarazada no es estar gorda, sino llena de una doble vida en simbiosis. A la sociedad le cuesta comprender a veces que dentro de la mamá existe un ser pleno y total que habita un mundo extraordinario. Eso lo saben ellas... por eso, jamás olvidarán ya los estados en los cuales la vida se ha recreado en su interior como un milagro, porque venir a la vida es un gran milagro. Es un misterio en lo que respecta al acto mismo de la concepción y el progreso posterior que el ser humano inicia hasta nacer, pero también en el niño se expresa toda la historia biológica de la evolución; estar concebido y nacer es el último momento en que se expresa la evolución de la vida, formamos parte del universo.

Nuestro hijo no nacido está sumergido en el silencio de ese gran misterio. Las madres intuyen la grandeza de la vida; por eso ellas saben de la enorme emoción que supone estar embarazada, de la gran ola de afectividad, cariño y ternura que suscitan...

Este libro trata de reflexionar sobre la realidad del niño intrauterino (del niño en el interior del útero) al hilo de los descubrimientos científicos y del saber humano en general en este campo....

Cuando veo a un niño recién nacido siempre digo:

—¡Mira!, un extraterrestre...

Y lo digo porque viene de una vida uterina especial. Miguel Hernández, el eterno poeta que aspira siempre a la regresión hacia el útero materno, creyó que la gloria y la felicidad están en la regresión fetal; su meta fue, al final de su vida, regresar al estado de nirvana (estado de quietud y calma que supone la vida en el interior del útero).

Resulta extraordinario que el adulto, cuando tiene problemas, adopte fácilmente la postura fetal en la cama como huida a todo estado de tensión.

Volver al útero materno es regresar al paraíso perdido del que un día, al nacer, cada uno de nosotros fuimos expulsados con dolor.

De eso saben mucho los psicoanalistas al explicarnos que en la psique humana quedan huellas de ese pasado. Pero nos meteríamos en la profundidad del tema si comenzásemos a hablar ya de la realidad de la psique del niño en ese período de la evolución del embrión humano. Así que les invito a reflexionar en este libro sobre la realidad del niño intrauterino. *¡Adelante!*

EL AUTOR

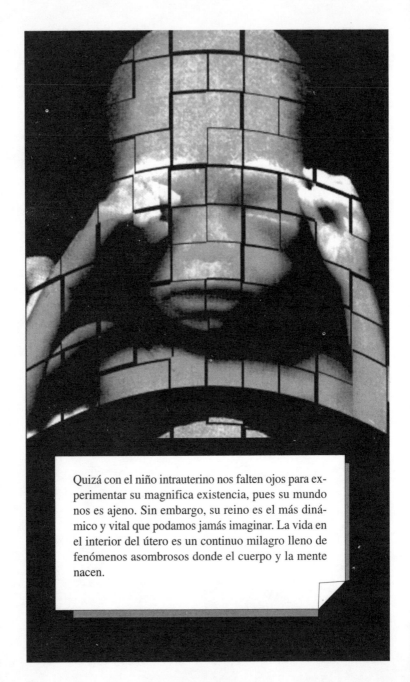

Quizá con el niño intrauterino nos falten ojos para experimentar su magnifica existencia, pues su mundo nos es ajeno. Sin embargo, su reino es el más dinámico y vital que podamos jamás imaginar. La vida en el interior del útero es un continuo milagro lleno de fenómenos asombrosos donde el cuerpo y la mente nacen.

CAPÍTULO I

EL NIÑO ANTES DE NACER

¿Quién es ese ser que habita en un mundo que se denomina útero? ¿Qué es ese pequeño «extraterrestre»? ¿Qué vida lleva en ese diminuto y estrecho mundo...? Son muchas las cuestiones que nos plantearemos a lo largo de esta obra...

En principio, deberíamos decir que entre el niño no nacido y el nacido la única diferencia sustancial es el nuevo ambiente en que tiene que vivir, con independencia de la simbiosis anatómico-fisiológica con la que vivía anteriormente. Pero, sustancialmente, el niño nacido sigue siendo parte del proceso evolutivo de la vida intrauterina. No es ni más ni menos persona antes y después de nacer. Esta reflexión es importante para localizar el profundo respeto que debemos al niño intrauterino.

Una vez, en el ascensor de mi casa, nos encontramos tres vecinos; uno era abogado de profesión, otra una mujer embarazada con una barriga visiblemente abultada, y yo; iniciamos una conversación trivial, pero que a mí me pareció de una trascendencia extraordinaria.

Salude a la mamá y le pregunté por su estado, refiriéndome al niño intrauterino con la palabra «persona». El abogado intervino de inmediato y me dijo que no se le podía considerar aún persona hasta que no naciera, según nos comentó, en referencia al Código penal.

Le pregunté a la madre si consideraba a su hijo no nacido una persona plena y total, y me contestó que por descontado.

Comentamos que realmente los sentimientos maternos están por encima de cualquier código. Nuestra sociedad suele ser necia con aquellas cosas que desconoce.

El niño intrauterino quizá sea alguien muy alejado del mundo y aún muy desprestigiado y desconocido frente al niño ya nacido.

Lo que el niño es al nacer también lo es antes de nacer. Las diferencias son grados de desarrollo y evolución, como sucede en cualquier otro período de la existencia.

Todos sabemos que durante el primer año de la vida los niños cambian muy rápidamente, pues esa velocidad de cambio es todavía más enorme a lo largo de los nueve meses de embarazo, prin-

cipalmente en
lo relacionado
a la creación
de estructuras
anatómico-fi-
siológicas.

> El niño intrauterino pertenece a una reali-
> dad muy compleja de la que a veces somos
> ignorantes. El interior del útero es un uni-
> verso donde el ser humano tiene su primera
> y más feliz morada sobre la tierra.

Hay un momento (durante la evolución del niño en el interior del útero, cuando ya está creado el sistema nervioso y sus estructuras principales con un mínimo de madurez) en que se producen las primeras experiencia psíquicas.

El psiquismo humano no surge después de nacer, sino que tiene su origen en el interior del útero. Esto es de una extraordinaria importancia, pues podríamos considerar que si el niño intrauterino tiene psiquismo, éste puede ser objeto de mejora a través de procesos de estimulación.

Hoy día nadie rechaza la conveniencia de la estimulación prenatal, que son esos ejercicios que se les sugiere a la madre que realice para estimular al niño en el interior del útero mientras dura su embarazo, y que se recomienda iniciar aproximadamente hacia los seis meses desde el momento de la concepción.

Admitir esa realidad que han puesto en evidencia multitud de científicos es realmente muy trascendente para conocer y saber quién es el niño no nacido; conocer al niño en su vida prenatal.

Hay que saber diferenciar con mucha claridad durante los nueve meses de embarazo en qué momento se encuentra el niño en su maduración y desarrollo.

En cada fase, sus capacidades son distintas y sería una gravísima torpeza no hacer apreciaciones diferenciales, y dar por sentado que la evolución del niño en el interior del útero resulta burda y sin interés.

Quizá durante el embarazo la escala de tiempo debiéramos imaginarla de otra forma. Si consideramos el tiempo de la vida intrauterina en vez de meses como años, podríamos tener una idea de la diferencia que pueda existir entre el niño en los primeros meses reales y en los últimos. Las diferencias después de nacer resultan claras entre un niño de un año y otro de nueve. Pero aún resulta más extraordinaria la diferencia entre el primer período de la concepción y los últimos meses antes del nacimiento.

Llegar a tener una idea de quién es el niño intrauterino a lo largo de esos nueve meses resulta realmente apasionante, y nos puede permitir comprender más y mejor por qué es bueno que las mamás hagan ejercicios de estimulación prenatal.

El niño en el interior del útero no sólo tiene un psiquismo cada vez más complejo, sino que evoluciona también en su conducta; por tanto, es capaz de tener comportamientos y hacerlos más complejos a medida que su cuerpo está más desarrollado, más evolucionado. Podría preguntarse cómo son esas conductas y de qué forma ayudarle a mejorarlas; pues bien, ese es el objetivo de la obra.

No hay posibilidad de tener un psiquismo prenatal que evolucione en el niño intrauterino sin considerar que el sistema nervioso está al mismo tiempo cambiando y mejorando, y que ese psiquismo nace con el desarrollo del cerebro.

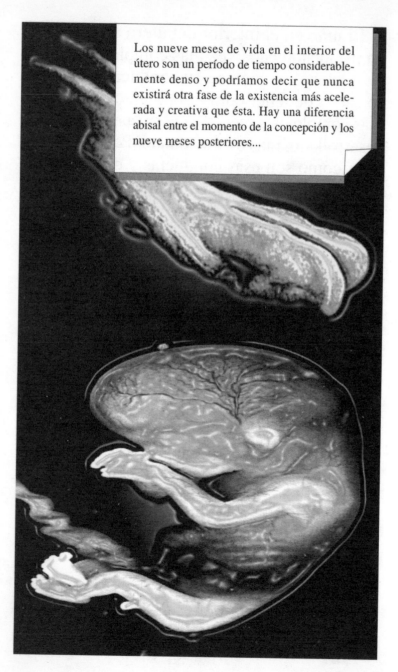

Los nueve meses de vida en el interior del útero son un período de tiempo considerablemente denso y podríamos decir que nunca existirá otra fase de la existencia más acelerada y creativa que ésta. Hay una diferencia abisal entre el momento de la concepción y los nueve meses posteriores...

CAPÍTULO II

LA IMPORTANCIA DEL NIÑO NO NACIDO

El sistema nervioso del niño no nacido tiene hitos en su desarrollo que se reflejan en una mayor capacidad. Uno de éstos se da alrededor de los cuatro a los seis meses después de la concepción; las bases anatómicas y fisiológicas del niño son de un enriquecimiento extraordinario; lo mismo ocurre con el sistema nervioso.

El nacimiento de nuevas neuronas se produce con una extraordinaria proliferación, y es un fenómeno importantísimo dentro de la construcción de éste. Las neuronas a su vez se arborizan en sus terminaciones dendríticas; o sea, que se capacitan para establecer conexiones entre ellas (el axón y la dendrita son prolongaciones del cuerpo de la neurona, a través de las cuales unas pueden conectarse a otras).

Las funciones del cuerpo y de la mente dependen directamente de las neuronas y de las redes que forman. Cuando se conexionan se transmiten información que tiene un carácter bio-eléctrico; podemos decir que con ello el cerebro está funcionado.

La estimulación de los sentidos tiene mucho que ver con las primeras vivencias mentales. ¿Y es que el niño intrauterino no tiene sentidos? Los tiene, y muy desarrollados; por tanto, es de prever que tenga experiencias mentales; a través de ellas el cerebro se construye y madura, ya en el interior del útero, como tendremos ocasión de analizar, viendo lo que una madre puede hacer con la estimulación prenatal.

Los ejercicios de estimulación prenatal enri-quecen las experiencias sensitivas básicas del niño en el interior del útero. El niño puede lle-gar a tener así un comportamiento más complejo en función de tener un cerebro también más ma-duro funcionalmente.

La estimulación prenatal ayuda a que las conexiones entre las neuronas se produzcan con mayor probabilidad, ¿y que es esto sino posibi-litar al niño en su mundo intrauterino con una experiencia vital más amplia?.

La estimulación prenatal enriquece el com-portamiento general del niño en el útero, me-jorando el desarrollo sensitivo (vista, oído, tacto...), el desarrollo motor y el tónico. Con

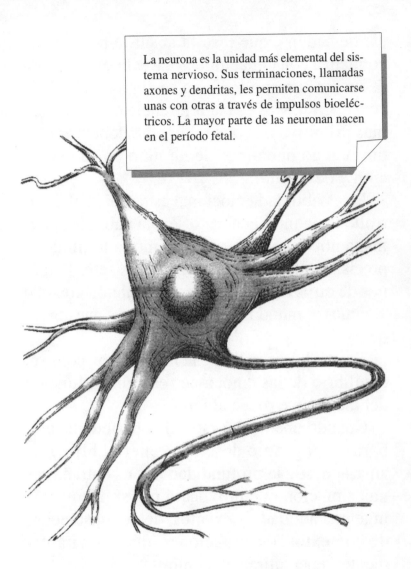

La neurona es la unidad más elemental del sistema nervioso. Sus terminaciones, llamadas axones y dendritas, les permiten comunicarse unas con otras a través de impulsos bioeléctricos. La mayor parte de las neuronan nacen en el período fetal.

ello mejoran todas las posibilidades del niño antes de nacer; y después de nacer, estará funcionalmente más maduro para iniciar otros aprendizajes más complejos. Esto es una especie de cadena, que resulta absurdo pensar que comienza con el nacimiento. Realmente la vida de un ser humano se inicia en el momento de la concepción, y es esa la referencia ontogenética más primitiva a la que realmente debemos aludir cuando hablamos de un niño en su evolución y desarrollo.

La estabilidad emocional es también el desarrollo de la inteligencia; o sea, la naturaleza humana no viene a nosotros de modo terminado; precisamente lo que distingue a los seres humanos de otros animales es la indefinición con que venimos al mundo; casi todo tenemos que aprenderlo.

Tanto el desarrollo de la inteligencia como el equilibrio de las emociones estarán en función del medio que rodea al niño.

Cuando una mamá está en el período de embarazo, el propio deseo de tener al hijo y de amarle desde la profundidad de sus entrañas es una situación que provocará por sí misma una ingente cantidad de eventos, de circunstancias, de contextos, de situaciones, que, inevitablemente, repercutirán en el niño.

Todos estamos de acuerdo en que esta influencia es clara y decisiva a partir del nacimiento, pero mantenemos una gran ignorancia sobre el modo en que influyen multitud de factores externos al niño prenatal, ya en el interior del útero materno.

Por supuesto, descarto que la madre no se encuentre muy informada sobre temas de alimentación, higiene e incluso ejercicios físicos, pero lo está mucho menos sobre la realidad intrínseca (interior) del mismo niño; y éste es un conocimiento importante, puesto que a través de ello podemos comprender mejor la naturaleza del niño prenatal e incluso influir de modo beneficioso para él y su evolución. Nuestra influencia es esencial, no sólo desde la situación de bebé, sino mucho antes.

Sugerimos, pues, un conocimiento evolutivo de carácter embriológico (asequible para no especialistas) sobre el niño intrauterino desde que es concebido hasta el nacimiento. Este conocimiento debería incluir el modo en que entendemos que debe ser la psique del niño prenatal. El entendimiento de cómo es el cerebro del niño antes de nacer nos da una gran vía para la comprensión de cómo la mente humana tiene su origen más remoto precisamente en el útero, comprendiéndose así que todos los fenómenos posteriores simplemente son una parte más del proceso de desarrollo y maduración.

Este conocimiento puede permitir a la madre justificar profundamente el porqué durante la fase prenatal podemos hacer ejercicios que estimulen al niño intrauterino, principalmente encontrar una razón que lo justifique.

Una cultura milenaria como es la china considera que el niño tiene ya nueve meses cuando nace. Nosotros sin embargo le damos el valor de cero meses, y esto es muy significativo. Cuando tiene doce meses el niño realmente posee una edad evolutiva de veintiún meses. El niño intrauterino comienza su punto cero en el momento de la concepción...

La potencialidad del ser humano como tal está en las células germinales (esperma y óvulo), y la fuerza generatriz de la vida cobra una dimensión singular cuando el espermatozoide penetra en el óvulo. La unión de los núcleos de ambas células, combinándose y emparejándose los cromosomas, es capaz, a través de los genes, de transmitir la herencia de la vida, poner en marcha un proceso milagroso, complejo, extraordinario, que es la vida de nuestro pequeño hijo.

Así comienza una evolución extraordinaria que va desde el universo de lo microscópico hasta la realidad de lo macroscópico. No se le debería quitar un ápice de importancia a ninguna parte de este proceso evolutivo que dura nueve meses.

Este ser, en cualquier parte del proceso, posee ya una potencialidad ingente, total y absoluta:

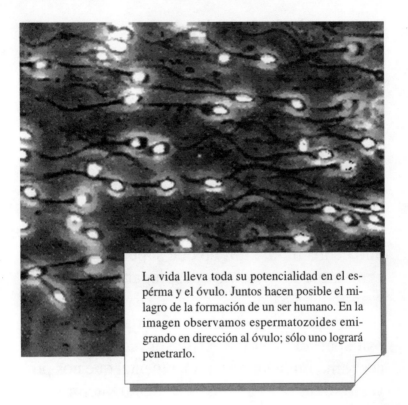

La vida lleva toda su potencialidad en el espérma y el óvulo. Juntos hacen posible el milagro de la formación de un ser humano. En la imagen observamos espermatozoides emigrando en dirección al óvulo; sólo uno logrará penetrarlo.

tiene toda la fuerza generatriz para ser un individuo humano como cualquiera de nosotros; y esa suerte no debería nunca ser contravenida, a excepción de situaciones realmente extraordinarias.

Hacia ese manantial de la vida el respeto humano debería tener una máxima cota de ética y moral, y debiera extenderse una máxima lucha por la dignidad del derecho a la vida que tienen los niños no nacidos.

No puedo reprimir el impulso de un recuerdo, al hablar de estas cosas, que se remonta a mi época de estudiante universitario, al final de los años setenta.

Estoy oyendo aún la conversación que mantuvieron delante de mí una pareja de novios cuyo segundo aborto era consecuencia de un error de cálculo en su comportamiento sexual.

Desprecié escuchar aquella conversación y abomino ahora el haber sido testigo de ella. Fue uno de los momentos en que supe con certeza el egoísmo que podemos desplegar los seres humanos.

También por entonces asistía a las clases de psicopatología con el profesor Aguirre de Cárcer, y me impresionó un documental que nos proyectó sobre el aborto de un niño intrauterino muy desarrollado, con más de cinco meses. Chocó contra mi retina cómo despedazaban a un ser trozo a trozo. Le sacaron descuartizado. Aquello fue algo horrible, deshumanizado, esperpéntico, criminal. El doctor nos ponía aquello para que observásemos la crueldad sin límites de algunos tipos de aborto.

Vuelvo a decir que siento un enorme respeto por la fuente de la vida, y quizá esas experiencias determinaron mi actitud por el conocimiento del niño intrauterino desde su concepción hasta los nueve meses, y que ahora trato de transmitir a las madres amorosas y embarazadas de sus maravillosos hijos desde la perspectiva de tratar al ser humano, no como un ser no nacido, o nacido, sino desde la perspectiva de haber sido concebido como origen de todas las cosas.

Una vez que las células germinales han formado el cigoto (o huevo) humano hasta el nacimiento hay una aceleración de acontecimientos biológicos tan extraordinarios y veloces, que cualquier milagro de transmutación de la materia se quedaría a la altura del betún.

La aceleración de acontecimientos biológicos es una de las características fundamentales de los nueve meses de vida intrauterina del niño. Existen momentos en el desarrollo biológico en el cual el niño va adquiriendo unas bases anatómico-fisiológicas que le permiten cada vez, de una forma más definida, ir funcionando con las características de los seres humanos.

En el período de huevo (cigoto) el niño es potencialidad, hasta que llega un momento en que sus características humanas se definen cada vez más a nivel anatómico-fisiológico, de tal modo que va incorporando funciones cada vez más complejas. El cuerpo se pone en marcha

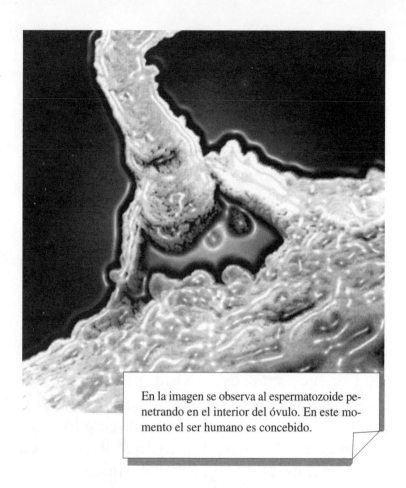

En la imagen se observa al espermatozoide penetrando en el interior del óvulo. En este momento el ser humano es concebido.

no sólo construyéndose con la información de los genes, sino que además va poniendo en funcionamiento aquello que ya es en sí mismo a nivel somático. Es decir, por ejemplo, que cuando tiene toda la estructura para oír, el hecho mismo de oír lo desarrolla y construye a nivel cerebral.

Esta forma de hacerse el niño intrauterino es válida para la creación del sistema nervioso. Hay un momento durante estos nueve meses que el niño llega a tener un cerebro y unas zonas cerebrales donde, por ejemplo, se reflejan o proyectan los sonidos, porque el órgano del oído interactúa con el cerebro. El niño en el interior del útero llega un momento que puede oír. ¿Y que oye? Puede oír el mundo orgánico de la mamá y el sonido del mundo externo. Si puede oírnos es lógico que podamos estimular su cerebro (en esto se basa la estimulación prenatal auditiva).

Existe una fase pre-embrionaria, en la que el cigoto, que formará al niño intrauterino, se caracteriza por una enorme actividad biológica centrada en una frenética función de división celular.

Los catorce primeros días, la vida está activa en este sentido (formación de lo que se denomina científicamente como mórula). Esta estructura que constituye la primera entidad del ser humano, totalmente indefinida aún, se instala en el útero materno y aprovechando la mucosidad de las paredes del útero, se fija a ella, logrando un sistema de nutrición vital para su proceso de desarrollo. Hasta ese momento, la división de las células (meiosis) es el centro

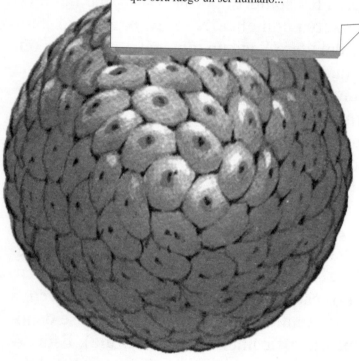

La fusión del óvulo y el espermatozoide hacen posible, en unos pocos días, una nueva estructura llamada mórula, que, más tarde, fijada a la pared uterina posibilita un nuevo desarrollo, a través de la meiosis —división celular—. que hace posible la evolución de la vida de lo que será luego un ser humano...

vital del desarrollo y la maduración del ser humano.

Existe un momento, en la vida de esas células recién nacidas, en el que se pone en marcha otra función esencial que es el fenómeno de la diferenciación celular. Es decir, las células van a especializarse, van a agruparse para ir poniendo en movimiento la creación del cuerpo; es decir, comienza a formarse el soma humano con sus funciones fisiológicas. Lo que se inicia en este período, con la agrupación y

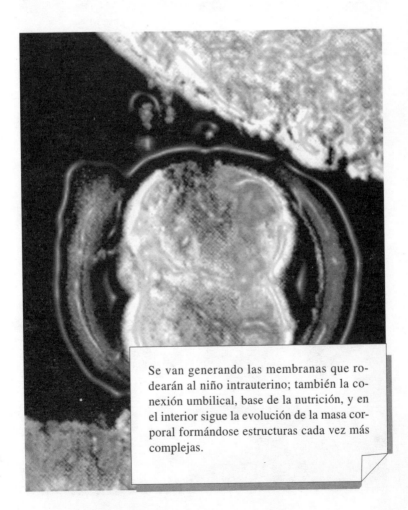

Se van generando las membranas que rodearán al niño intrauterino; también la conexión umbilical, base de la nutrición, y en el interior sigue la evolución de la masa corporal formándose estructuras cada vez más complejas.

especialización de las células, es el nacimiento del ser del cuerpo, y prácticamente este proceso va a ser intrínsecamente lo que genere y forme al niño intrauterino como tal, con su realidad singularmente humana y especialmente compleja.

El cuerpo como estructura llega progresivamente, y a gran velocidad, adquiriendo características cada vez más humanas. En pocas semanas el cuerpo tiene ya un esbozo bastante definido de sus partes más esenciales.

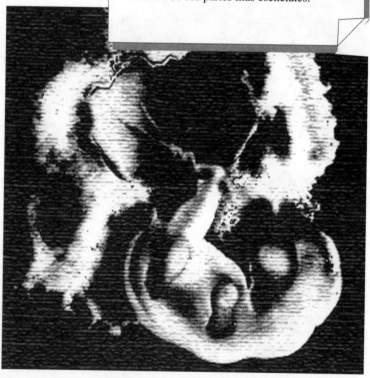

La mórula llega a tener, en principio, dos masas celulares diferenciadas; una de ellas es una masa celular externa denominada trofoblasto (de ella se generan las membranas y la placenta) y otra denominada masa celular interna.

La interna a su vez vuelve a dividirse y a generar nuevas masas celulares especializadas, hasta que llega a formarse lo que se denominan las hojas embrionarias, que son tres estructuras celulares: El endodermo (genera los órganos internos), el ectodermo y el mesodermo primario (forma el esqueleto, vasos sanguíneos, el corazón...).

En este momento el niño intrauterino es todavía una estructura muy indiferenciada, pero, en cada una de esas masas (tres) especializadas de células se gesta el futuro de la formación del cuerpo; de hecho, a estas estructuras en su desarrollo da lugar a lo que los científicos denominan embrión humano. En estas acciones está empleada la vida durante las ocho primeras semanas, y no es baladí su esfuerzo....

Nos interesaría a nosotros recorrer el camino de la construcción del sistema nervioso en el niño intrauterino, ya que en él se encierra el misterio del nacimiento de la psique, de la mente humana, en su más primigenio origen.

Es el ectodermo, la masa celular que encierra las claves genéticas de su origen, la encargada de formarlo. Del ectodermo nace la piel, el sistema nervioso (cerebro-espina dorsal y nervios) y los órganos de los sentidos.

CAPÍTULO III

EL CEREBRO Y LA VIDA PSÍQUICA DEL NIÑO INTRAUTERINO

Evolución embriológica

- 14 días primeros:
Se forma el huevo o cigoto humano. La división celular genera una estructura llamada mórula.
- 14 días/8 semanas:
El ectodermo: estructura de la que surgen la piel, el sistema nervioso y los órganos de los sentidos. La estructura del ectodermo evoluciona y crea la placa neural; de ella surge el tubo neural, que a la vez genera otras estructuras: polo caudal y polo cefálico —da lugar al cerebro— y nacen los neuroblastos que dan lugar a la neuronas (de dos tipo: motoras y sensitivas).

La placa neural que surge del ectodermo tiene una apariencia de engrosamiento. En el

31

centro de ella se observa la creación de una hendidura (surco neural), que llega a tener la apariencia de tubo (tubo neural). En el tubo neural podemos ya distinguir dos polos: el caudal y el cefálico (da lugar al cerebro). Y esta es la primera vez que el cuerpo humano va, en metamorfosis, generando su forma corporal más rudimentaria.

En el tubo neural nacen las neuronas (de los neuroblastos) y éstas se especializan en dos funciones esenciales de la vida de relación entre el mundo externo y el mundo interno: en sensitivas y motoras.

Es de notar que las neuronas motoras tienen una mayor maduración que las sensitivas. Esto implica la jerarquía, en principio, más importante que tiene en el niño intrauterino la configuración (de un modo aún primigenio) de lo motor frente a lo sensitivo. En parte, es lógico que lo sensitivo se pueda generar sobre la base de lo motor.

En el momento en el que surgen las neuronas en el niño intrauterino, aún no conformado como tal, comienza una auténtica revolución de la formación del ser corporal, ya que la existencia de neuronas predice, a través de la conectividad (conexiones entre ellas) la funcionalidad orgánica a todos los niveles de la vida.

Permiten la vida de relación; es decir, reaccionar autónomamente a los estímulos externos e internos al propio organismo.

Con la existencia de las neuronas el organismo es más autónomo para vivir. La primera dirección del ser humano sería dirigida hacia la capacidad motora y luego a la del desarrollo sensitivo.

Estas dos funciones diferenciales del sistema nervioso rudimentario y primigenio representan la posibilidad de que el niño intrauterino, en su conformación más primitiva, pueda generar un comportamiento en dos sentidos básicos:

— La de tener capacidad para actuar (lo permite la funcionalidad de las neuronas motoras)

— La de la receptividad, ser sensible al entorno interno y externo del organismo (lo permiten las neuronas sensitivas).

Por tanto, ser sensible y tener capacidad de acción es posible en el ser humano desde momentos increíblemente primitivos dentro del desarrollo ontogenético (desarrollo de la vida de una persona desde que es concebida). Todo esto comienza a ser la base de la actividad y el comportamiento más primitivo de los seres humanos desde que son concebidos.

La capacidad motora y sensitiva quizá sea la base sobre la que se comienza a gestar también un primitivo y rudimentario psiquismo. Pero, antes de las cinco semanas, pensar en un psiquismo fetal resulta realmente poco probable, aunque exista ya cierto nivel de actividad motora y sensitiva.

Las cosas, pues, como estamos viendo en el universo del útero materno no son tan simples como pudiéramos pensar en un principio. La vida, desde el momento de la concepción, se adentra en una complejidad realmente maravillosa cuyos límites y posibilidades hoy día, en muchos aspectos, resultan desconocidos para la propia ciencia.

El polo cefálico que se genera en el tubo neural da lugar al nacimiento del cerebro humano, como ya hemos comentado antes. Este es un hecho singular y un hito dentro de la formación del cuerpo con características humanas.

El polo cefálico se va diferenciando con zonas cada vez más especializadas. A las cinco semanas el niño intrauterino goza de un cerebro que tiene una estructura realmente compleja:

a)   Cuenta con un cerebro anterior o telencéfalo.

En la imagen podemos apreciar en las primeras semanas al embrión humano. Tiene ya una
conformación cefálica y otra caudal. La zona
que se repliega hacia dentro detenta los órganos internos, como el corazón.

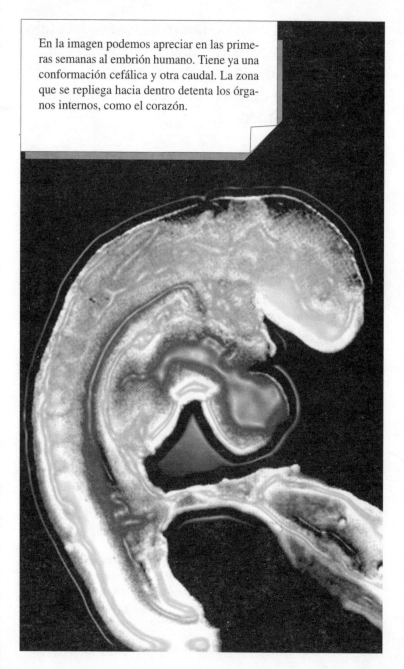

b) Con un cerebro intermedio o diencéfalo.
c) Con un cerebro medio o mesencéfalo.
d) Con un cerebro posterior o romboencéfalo.
e) Con un cerebro antiguo o rinencéfalo.
f) Con la médula.

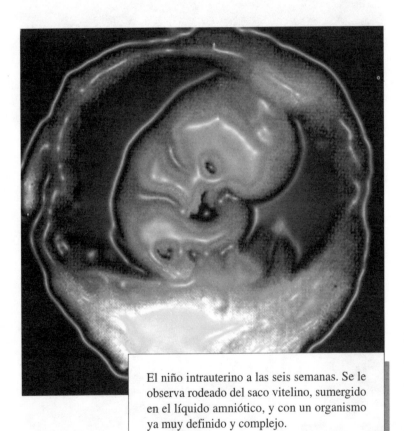

El niño intrauterino a las seis semanas. Se le observa rodeado del saco vitelino, sumergido en el líquido amniótico, y con un organismo ya muy definido y complejo.

No podemos entender que existan estructuras cerebrales bien diferenciadas sin que cada una de ellas aporten ya un universo de complejidad sobre la vida. O sea, el niño intrauterino con su nuevo cerebro puede desarrollar sobre sí mismo una cantidad ingente de nuevas funciones. Con ello el cerebro del niño va adquiriendo nueva potencialidad y una integración mayor de las funciones orgánicas del cuerpo.

A las cinco semanas el cerebro puede controlar diferentes grupos musculares, y las inervaciones de las fibras nerviosas con los tejidos van aumentando, mientras el cerebro adquiere mayor control sobre el cuerpo. O sea, que se diferencia el cuerpo cada vez más con sus órganos a la vez que el cerebro crece y evoluciona y va tomando las riendas del control de todas las funciones orgánicas.

En este complejo proceso de construcción corporal hay ya autores que dicen que en esta singular metamorfosis es posible que se derive el primer atisbo de generación de la mente o el psiquismo.

¿Y por qué no? Lo psíquico y lo corporal son siempre parte de un mismo proceso más global, y uno no se puede entender sin el otro; ¿por qué esta realidad no iba a valer para el niño intrauterino?

La complejidad de la actividad motriz y de la sensitiva es lo que hace pensar a Gessel sobre la existencia de un cierto psiquismo del niño intrauterino desde edades muy primitiva en la ontogénesis.

Se han observado que la actividad motriz se verifica como una gama de acciones diversas de tipo neuromuscular expresadas muchas veces en arcos reflejos, como venimos diciendo, a las cinco semanas.

Esto es así, de tal modo que cuando el niño intrauterino tiene la edad de dos meses (ocho semanas) es capaz de una conducta motora rítmica.

Esta conducta motriz tiene unas implicaciones realmente importantes, ya que esa capacidad que se produce por control cerebral habla al mismo tiempo de una inevitable capacidad psíquica que pudiera derivarse de ello.

Cuando el niño nace sabemos a ciencia cierta que su motricidad se confunde con su misma psique, y se habla de una inteligencia psicomotriz. El cerebro del niño intrauterino quizá ya desde estas remotas edades primigenias logre una concordancia entre actividad motriz y la centralización de sensaciones mentales o psíquicas. Quizá ello sea el referente más arcano de la inteligencia sensomotriz de la que habla Piaget con respecto al niño nacido.

No se entiende que la psique pueda aparecer como un milagro de repente, sino que se deriva de un proceso graduado en complejidad mayor que debe ir a la par con todo el crecimiento y la construcción del cuerpo.

En el niño intrauterino se hace el cuerpo, se hace cerebro y se hace la psique en un proceso evolutivo de desarrollo, maduración y crecimiento.

Se sabe que el segmento cerebral llamado diencéfalo y el rinencéfalo son centros constitutivos de las emociones, y el niño intrauterino de las ocho semanas goza de la funcionalidad de estas estructuras cerebrales.

Las emociones arcanas pueden estar ya actuando, no sólo las referidas a la propia actividad motórica y sensitiva del niño intrauterino, sino otras que correspondan a la transmisión que como especie adquirimos biológicamente. La experiencia emotiva muy primigenia y elemental y la actividad motriz y sensitiva deben ser los basamentos más antiguos que existen en la construcción de la psique cuando el cerebro tiene un cierto nivel de complejidad funcional y orgánica.

W. Maxwel Cowan en un artículo científico titulado «Nacimiento del cerebro» asegura que en cualquier parte del cerebro se pueden identificar ocho fases en relación a la aparición de diversas estructuras, capas nucleares o núcleos neuronales del cerebro. Y esas fases, que se ordenan por jerarquía de aparición, nos van a servir para hacer una rápida reflexión sobre la importancia que tiene el cerebro en relación al niño intrauterino y las posibilidades que tenemos de hacer una estimulación prenatal.

1.   Con el surgimiento de la placa neural (nace de otra estructura llamada ectodermo) el sistema nervioso es una realidad recién creada en el ser corporal del niño intrauterino, y con ello se inicia uno de los procesos psicofisiológico, orgánico y biológico más grandioso y extraordinario que uno pueda imaginar, como producto y elaboración de la madre naturaleza: la institución del cerebro como organizador y regulador jerárquico superior de todas las funciones de la vida. Con el surgimiento de la placa neural en las primeras semanas se inicia el nacimiento del cerebro como órgano rector.

2.   Esa formación del cerebro tiene fenómenos de calibre extraordinario, comparables a una auténtica metamorfosis.

Uno de esos fenómenos extraordinarios que se da durante la vida intrauterina en la creación del cerebro es el de la proliferación de las célu-

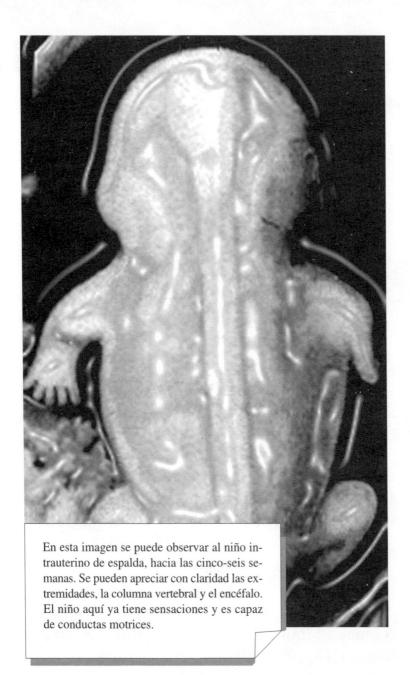

En esta imagen se puede observar al niño intrauterino de espalda, hacia las cinco-seis semanas. Se pueden apreciar con claridad las extremidades, la columna vertebral y el encéfalo. El niño aquí ya tiene sensaciones y es capaz de conductas motrices.

las neurales. Las neuronas nacen en lugares diversos de la placa neural y se calcula que el número de nacimiento de éstas tiene un ritmo medio de doscientas cincuenta mil neuronas por minuto, y logran nacer del orden de cien mil millones de neuronas a lo largo de la vida del niño prenatal.

3. Otro fenómeno extraordinario que sigue al de la proliferación de las células nerviosas es el de la capacidad de moverse que tienen al nacer (capacidad de movilidad).

Nacen en un lugar y se mueven hacia un destino predeterminado dentro de la estructura cerebral. Ese fenómeno migratorio que desplaza a la neurona desde una región de nacimiento hasta otras de destino, de residencia, llama la atención por cuanto existe una programación biológica que marca que las neuronas realicen un movimiento con una dirección predeterminada.

4. Las neuronas se agregan a zonas cerebrales diversas que son identificables y diferentes entre sí en sus zonas de residencia.

5. Las neuronas logran desde su inmadurez ir diferenciándose entre ellas, surgiendo una cantidad importante de tipos de neuronas, cuyas funciones se irán también diferenciado dentro del entramado cerebral.

6.   Otro de los fenómenos realmente extraordinario es el de la posibilidad de conexión de las neuronas entre sí (fenómeno de la sinapsis) a través del cual las neuronas se comunican una a otras con procedimientos de naturaleza bioeléctrica (¿somos ordenadores biológicos?).

Ese potencial de conectividad, con todas sus redes de neuronas conctadas y comunicándose entre sí, posibilita el funcionamiento del cerebro tal y como lo hace en cada momento de la vida.

Nos vamos a detener un poco más en esta fase debido a lo realmente extraordinario de su naturaleza. Las neuronas se conectan entre ellas formando núcleos (su actividad bioeléctrica es diversa: de inhibición y de excitación). Las neuronas, con sus cualidades intrínsecas a muchos niveles, se asocian formando estructuras cerebrales, capas corticales, masas nucleares. Se conectan selectivamente, no de una forma arbitraria; con todas estas posibilidades el cerebro puede ser lo que es, un órgano de una complejidad aún no desentrañada por la ciencia que aún estamos muy lejos de conocer medianamente bien.

Una de las características especiales de la capacidad conectiva de las neuronas es que básica e intrínsecamente a este fenómeno, proporcionan al cerebro una flexibilidad extraordinaria.

La posibilidad de una mayor conectividad entre las neuronas está en función, por ejemplo, del aprendizaje, de las vivencias y experiencias sensitivas, posiblemente de la propia experiencia en sus diversos períodos o fases del desarrollo, y este fenómeno extraordinario aun siendo muy prolifero a todos los niveles desde el nacimiento del cerebro hasta los tres primeros años después del nacimiento, es seguro que se da a lo largo de toda la vida humana.

En esta posibilidad de la conectividad entre las neuronas es en lo que se basa que se pueda ayudar a las personas lesionadas cerebralmente, facilitar más capacidades, potenciar la inteligencia, que podamos aprender y enriquecer nuestra experiencia después del nacimiento...

La estimulación prenatal tiene sentido desde esta posibilidad; o sea, que estimulando las vías sensitivas que posee el niño intrauterino podamos dar mayor calidad y producir más cantidad de conexiones entre las neuronas en las diversas fases de maduración del niño intrauterino.

Hay un momento en que el nacimiento de neuronas es un fenómeno que se ralentiza, puesto que las estructuras del cerebro llegan a estar en

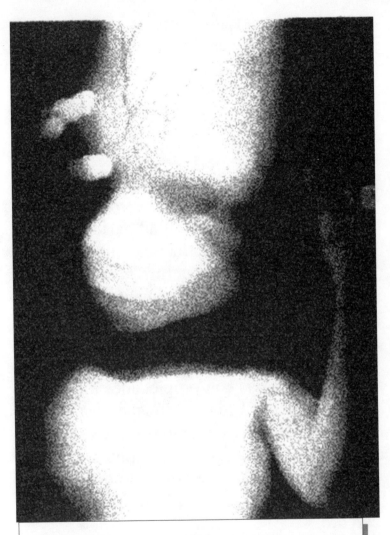

El niño intrauterino tiene un sistema nervioso con una funcionalidad realmente muy compleja que le permite mostrar conductas motrices muy diversas y ser sensible al medio donde se desarrolla. El cerebro tiene propiedades increíbles y casi fantásticas.

un grado muy elevado formadas, y queda un camino de nuevas posibilidades evolutivas del cerebro a través de las conexiones que se pueden orquestar entre las neuronas.

Desde luego, existen conexiones neuronales que deben estar biológicamente programadas, como por ejemplo todas las que estén en relación con el mantenimiento de la vida y la orquestación de todos los órganos corporales.

Otro nivel de conectividad básica se instituirá imponiendo una estructura mínima de funcionamiento de la estructura mental, que se debe ir generando evolutivamente en fases diversas.

Lo que realmente es llamativo del fenómeno de la conectividad es que las neuronas se conectan entre ellas con propiedades muy flexibles y variables. Las posibilidades, astronómicas en número, de conexiones que se pueden establecer, son tantas como granos de arena existan en una playa; y esto es lo que hace ingente la comprensión del funcionamiento del cerebro.

Si embargo, cada vez queda más claro que la constitución del cerebro humano, su potencialidad, la manera de funcionar, está en relación directa con el fenómeno de la conectividad neural: la inteligencia, la memoria, todas las capacidades y cualidades del funcionamiento mental.

Al inicio de la vida del cerebro esta propiedad es realmente un fenómeno de una extraordinaria frecuencia, y lo sigue siendo hasta después del nacimiento durante unos años, para ser después menos usual, ralentizándose a lo largo de la vida de la persona.

En esto se basa la urgencia que propone la estimulación temprana, según los diversos autores, de los niños durante los primeros años de la vida e incluso antes del nacimiento, con la finalidad de generar un cerebro más ramificado y conectado entre sus unidades más elementales como son las neuronas.

7. Llama mucho la atención que exista la muerte selectiva de determinadas neuronas a lo largo de la vida intrauterina. ¿Puede ser porque exista un remanente hacia la futura potencialidad del cerebro? ¿No haya suficiente ejercitación para ellas dentro de un contexto cerebral más limitado? ¿Algunas funciones dejan de tener sentido y dan paso a otras...?

8. También se observa que en un momento determinado algunas conexiones formadas inicialmente son eliminadas. La razón de todo ello constituye un misterio...

Después de esta reflexión sobre el nacimiento del cerebro concluimos en que no es un órgano que se termine nunca de desarrollar. El cerebro siempre se está formando a sí mismo; el potencial de conexión entre las neuronas es lo que le da plasticidad, flexibilidad y potencialidad.

El cerebro, en desarrollo, es una estructura enormemente plástica y abierta, y muy principalmente en la corteza cerebral, donde están todas las funciones superiores; la corteza del cerebro está muy abierta a la conectividad neuronal, que es la base neurofisiológica del aprendizaje y la memoria; todo ello está íntimamente ligado a la influencia del medio ambiente y a la propia actividad interna del organismo, principalmente en el niño no nacido y en los nacidos durante los primeros años, pues ellos son muy sensibles a todos estos aspectos.

De aquí que la educación prenatal pueda ayudar a la diferenciación de las células y a la organización y establecimiento de las conexiones nuevas entre las neuronas; quizá también evitando que muchas de ellas mueran y manteniendo otras conexiones que pudieran ser también eliminadas; pero esto último es sólo una hipótesis.

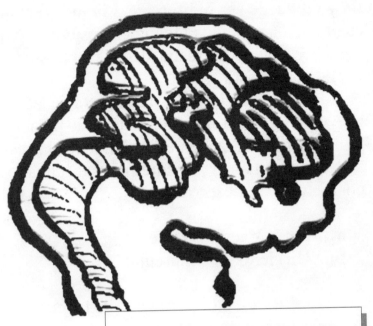

El nacimiento de las neuronas y los procesos de conexión entre ellas, formando redes cerebrales, son procesos fisiológicos de primera magnitud en la formación del cerebro y de la mente en el período uterino.

La estimulación externa al niño intrauterino posibilita que el cerebro se conecte más y mejor; ese es el gran reto de la estimulación prenatal.

Observamos que la realidad del niño intrauterino, en su fase embrionaria, no es nada sencilla y no puede ser indiferente a la indagación científica en relación al fenómeno psíquico. No podemos negarle esa realidad, o al menos su posibilidad de existir.

A las ocho semanas (dos meses) comienza un nuevo período de la evolución del niño prenatal y se puede decir que en él se dan todas las características más importantes del ser humano; por ejemplo, se observan:

a) Reacciones posturales.
b) Un cierto tono muscular.

Todo ello da sentido a muchas de las cuestiones que anteriormente hemos expuesto.

A los cuatro meses el sistema nervioso toma nuevas características que le permiten su perfeccionamiento. Por ejemplo, los nervios del niño intrauterino se recubren de una células que permiten que los impulsos nerviosos se transmitan a través de las neuronas con mayor velocidad en el proceso denominado mielinización. Esto permite un enorme enriquecimiento funcional del cerebro en todos los sentidos (rapidez en la transmisión de los impulsos bioeléctricos).

La mielinización del sistema nervioso es una acción orgánica que se prolonga más allá del nacimiento del niño y que resulta fundamental para que el cerebro funcione tal como lo hace.

A los cuatro meses estos perfeccionamientos nerviosos permiten pensar que la realidad *psíquica* también se vuelve, por sus implicaciones orgánicas, más compleja. Las conexiones entre la neuronas tienen una relevancia importantísima, y en este momento, con relación a la inervación que se produce con las fibras musculares.

El enriquecimiento motórico y sensitivo continúa siendo el eje fundamental del proceso nervioso y por ende también se produce un enriquecimiento del psiquismo. El sistema nervioso madura; es decir, es capaz de una mayor funcionalidad y esto no termina hasta más allá del nacimiento.

La conectividad entre las neuronas y la mayor velocidad de los impulsos nerviosos hacen quizá que el niño comience a sentir el «sueño de la vida» como parte de sí mismo; posiblemente se inicie así también la fuente más remota que produce el fenómeno de la conciencia años después.

Por lo pronto, el niño intrauterino de los cuatro meses mejora la actividad motriz. Gracias a ello:

— Mueve el tronco, los brazos y las piernas.
— Existe actividad refleja (los reflejos son respuestas a estímulos efectuados de modo muy mecánico).

— La piel es sensible.

— Existe movimiento de los labios.

— El proceso de mielinación alcanza a los centros cerebrales donde se localiza el lenguaje.

— Existe actividad cerebral y se comprueba que las ondas cerebrales coinciden con los movimientos fetales (cuatro-cinco meses).

Podríamos decir que el niño intrauterino tiene un cerebro preparado para una compleja actividad a los cinco meses de vida. El hecho de que los centros del lenguaje comiencen a mielinizarse tiene una gran importancia; esto terminará hacia los tres años después del nacimiento.

Quizá esto sea un motivo suficiente para explicar que la estimulación prenatal tal y como la describiremos más tarde podría ser comenzada entre los cinco y los seis meses de vida, pues el sistema nervioso posee ya mucha capacidad de recepción y reacción, y podría ayudar a la maduración y el desarrollo del niño intrauterino.

A los cinco meses el niño intrauterino posee un cuerpo con unas capacidades superiores, sofisticadas y totalmente humanas, y también el proceso de desarrollo psíquico tiene ya características muy complejas.

La actividad motriz y sensitiva de la que es capaz realmente nos habla de la posibilidad de un psiquismo también muy complejo. El niño intrauterino del quinto mes:

— Posee conductas que son muy parecidas a la de succión.
— Mueve los dedos.
— Existen movimientos que recuerdan a los que se producen con la respiración.
— Hay movimientos de la cabeza y el cuello.
— Es capaz de establecer coordinaciones de varios movimientos.
— Observamos posturas diferentes.
— Posee sensibilidad a la presión y a las vibraciones.

Gesell estudió y observó en el niño intrauterino una cantidad ingente de conductas a diversas edades. Exponemos un resumen de las mismas.

A los dos-tres meses (ocho-doce semanas)

— Adopta la posición ventral.
— Tiene reacciones posturales
— Aparece cierto tono muscular axial.

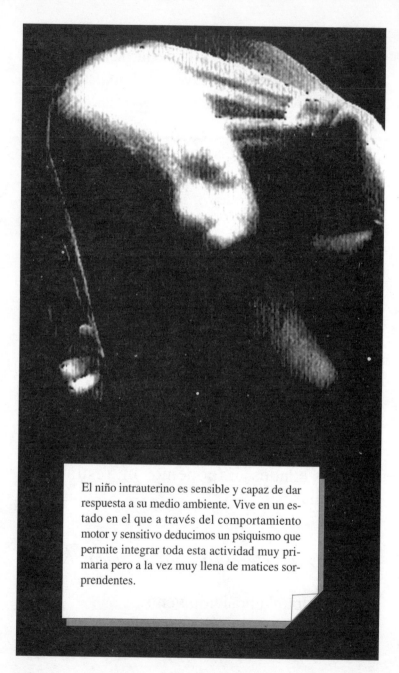

El niño intrauterino es sensible y capaz de dar respuesta a su medio ambiente. Vive en un estado en el que a través del comportamiento motor y sensitivo deducimos un psiquismo que permite integrar toda esta actividad muy primaria pero a la vez muy llena de matices sorprendentes.

A los tres-cuatro meses (doce-dieciséis semanas)

— Movimientos cefálicos del tronco (más diferenciado).

— Los brazos y las piernas se mueven.

— La piel es sensible y hay respuestas a excitaciones de modo reflejo.

— Existen movimientos de los labios.

— Se producen degluciones del líquido amniótico.

A los cuatro-cinco meses (dieciséis-veinte semanas)

— Existe propulsión de los labios (parecidos al reflejo de succión)

— Hay movimiento de los dedos

A los cinco-seis meses (veinte-veinticuatro semanas)

— Aparecen movimientos parecidos a los respiratorios.

— La piel es sensible a la presión y a las vibraciones

— Comienza el funcionamiento del reflejo tónico cerebral.

— En el sistema nervioso se uniforman las ondas cerebrales.

A los siete-ocho meses (veintiocho-treinta y dos semanas)

— Se ven posturas de consistencia blanda

— Hay movimientos fugaces, escasos y débiles.

— Existe movilidad y reacción de los ojos ante la luz.

— Es capaz de reaccionar ante los sonidos aunque muy débilmente.

— Tiene capacidad de succionar y tragar.

— El sistema nervioso tiene una organización temporo-occipital. Aparece a los ocho meses un ritmo de vigilia y otro de sueño.

A los ocho-nueve meses (treinta y dos-treinta y seis semanas)

— Posee un tono mayor que le facilita los reflejos familiares.

— El tono le permite estar tanto activo como inactivo.

— Su apariencia está más terminada.

— Aumenta el tono muscular.

— Las manos tienen capacidad de presión.

— Se deduce un psiquismo de los patrones de conducta que muestra el niño intrauterino.

En el sistema nervioso del niño intrauterino, la corteza cerebral es cada vez más gruesa. También existe una mayor proliferación de las dendritas (prolongaciones de las neuronas), y la organización cerebral llega a ser realmente muy complicada.

La estimulación externa produce en el niño intrauterino de seis a ocho meses una gran capacidad de recepción y reacción, y es la base que facilitará su desarrollo. El psiquismo posee ya tal nivel de integración que incluso Gesell llega a hablar de un cierto nivel de conciencia del niño intrauterino. El niño es ya consciente a nivel vital del «sueño de la vida».

La construcción del ser humano en el útero tiene momentos evolutivos muy diversos, con capacidades diferenciales para cada momento de desarrollo del embrión.

No debemos considerar al niño intrauterino incapaz de ciertas funciones cuando tenga esa capacidad, ni achacarle cualidades que no puede ejercer en momentos en que no tiene bases anatómico-fisiológicas.

Si el cerebro y el oído no tienen su naturaleza formada como órganos, será imposible la estimulación auditiva, pues el embrión no tiene capacidad de recepción sonora.

Por eso es muy interesante que la mamá sepa en qué momento de la evolución tiene el niño intrauterino desarrolladas diversas capacidades anatómico-fisiológicas y es capaz de desarrollar funciones asociadas a ellas.

Es bueno saber en qué momento su hijo intrauterino es capaz de percibir sensaciones auditivas, visuales, táctiles..., y a la vez, puede proporcionarle fuentes de estimulación que le ayuden en el proceso de maduración de su cerebro...

Cuanto mejor conozcamos el proceso evolutivo embriológico de nuestro hijo mejor podremos utilizar un programa de estimulación prenatal adecuado.

Esto, que es válido indiscutiblemente cuando el niño nace, y que se llama estimulación temprana, también lo es para el niño intrauterino.

Si durante el primer año, después del nacimiento, vemos que su naturaleza cambia con una velocidad enorme, no digamos la aceleración que se adquiere durante los nueve meses que dura el embarazo.

Hay una cosa que podemos hacer por el niño intrauterino (en el momento oportuno) que es estimularle en lo sensorial, al inicio de la capacidad perceptiva (como desarrollo de la capacidad de integración cerebral de los estímulos sensitivos que recibe).

Esto es, básicamente, lo máximo que podemos hacer para potenciar la expresión más primitiva de la mente. Cuando el niño puede recibir estímulos externos a él e integrarlos en su cerebro, el nacimiento de la mente es un hecho...

Como cualquier otro fenómeno humano, la mente no es algo que en un momento se nos da hecho, sino que se hace poco a poco en un lento evolucionar.

Las huellas psíquicas del período prenatal son un hecho constatado que queda ya en la vida humana como un poso permanente que forma la base más primitiva del desarrollo mental humano.

¿Podríamos nosotros aquí desentrañar un poco más la razón de esta base mental? Vamos a intentarlo.

Lo que debería quedarnos muy claro es que nacer es un hito muy importante dentro de la evolución personal, pero no es el inicio del desarrollo y la maduración humana. Las capacidades que nos muestran los niños al nacer se adquieren ya de alguna manera antes del nacimiento.

La capacidad que tiene el cerebro del niño no nacido de integrar la estimulación sensitiva la ha ejercitado, pero al nacer, existe, por ejemplo, mayor libertad motriz y más amplitud para el movimiento del cuerpo, por lo que la capacidad para recibir más estímulos e integrarlos es mayor ahora, y se producen sobre la base anterior nuevos hitos del desarrollo y la maduración infantil, pero la capacidad de integrar experiencias sensitivas diversas, aun las motrices, es un hecho evidente ya en el útero materno.

No nacemos y empezamos de cero, sino que continuamos a otro nivel lo que ya se hiciera en el útero.

Por ejemplo, la motricidad (movimiento motor del cuerpo) es un hecho evidente que no se inicia al nacer. Y en algunos niños, las mamás saben lo enormemente inquietos que son a nivel motriz; las pataditas lo atestiguan, y son a la vez manifestaciones de estados de bienestar o malestar, de cierta inquietud o tranquilidad. Ese es uno de los lenguajes del niño intrauterino y, por supuesto, la más clara manifestación de la actividad cerebral y mental que se lleva a cabo en su cerebro.

Está muy claro que al nacer, la actividad motórica adquiere un nivel de libertad incomparablemente mayor, y la situación vital ayuda a que nuevos planos del desarrollo aparezcan (a través de los reflejos, por ejemplo). No cabe duda que el nuevo nivel de autonomía vital del niño nacido ayuda a ello: es capaz de respirar por sí mismo, se nutre por sus propios mecanismos, está directamente sobre el mundo externo sin que medie un habitáculo como es el útero, por lo que todo tipo de estímulo incide directamente sobre él; también su libertad espacial es mayor... La nueva situación le modificará para evolucionar madurando y desarrollándose, pero no podemos concebir que todo comienza ahora.

El niño intrauterino es capaz de integrar sensaciones y percepciones; es capaz de desarrollar una actividad motriz muy compleja y a través de todo ello llega a desarrollar planos de comunicación muy sofisticados en el interior del útero y como respuesta a un medio externo a sí mismo. Hay un momento en que todo esto es más evidente, y parece ser así a partir del cuarto y quinto mes después de la concepción. Se puede iniciar un camino de estimulación en los planos sensoperceptivos.

Muchos autores son los que abogan porque el psiquismo del niño intrauterino es ya una realidad hacia los seis meses del embarazo, y no es una idea de investigadores modernos: Freud y todos los psicoanalistas posteriores ven en el niño intrauterino un ser con muchas reminiscencias psicológicas, con huellas que de alguna forma permanecen ya a lo largo de toda la vida.

Gesell, como venimos comentando, lo deduce del propio comportamiento del niño en el interior del útero. Roff Carballo hablaba de psiquismo fetal. Muchas veces parece que nos olvidamos que la primera etapa de la existencia humana con unas características evolutivas y de carácter muy complejo se dan a lo largo del embarazo. El nacimiento es sólo un hito donde se llega a un entorno y un modo de vida nuevo, como venimos repitiendo a lo largo de toda la obra.

Se dice que tener unos patrones de conducta asimilados es tener en alguna medida un cierto grado de conciencia. El niño intrauterino desde edades muy tempranas posee esos patrones de conducta asimilados, y esto es a lo que se llama psiquismo.

Pero es más, esa experiencia básica experimentada en el útero materno puede ser enriquecida, y esto se puede lograr a través de la estimulación prenatal. Que un cierto psiquismo se puede dar en el período uterino es algo que se observa a través del comportamiento del niño, pero también las investigaciones en electroencefalografía han constatado la existencia de cierta actividad mental.

Otra forma de verificar la realidad de la existencia del psiquismo en el niño no nacido consiste en rastrearla en los seres humanos a través de la huella que haya podido dejar. Este ha sido un tema muy tratado por el psicoanálisis, e in-

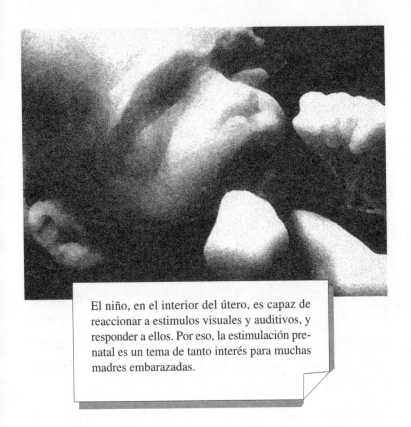

El niño, en el interior del útero, es capaz de reaccionar a estimulos visuales y auditivos, y responder a ellos. Por eso, la estimulación prenatal es un tema de tanto interés para muchas madres embarazadas.

cluso cobra en esta corriente un valor esencial en la construcción de la psicología humana.

La vida en el útero debe ser de una placentera tranquilidad, pero eso no hay que confundirlo con un mundo de inactividad. El estado de nirvana es un estado de calma absoluta, de tranquilidad, es el estado más frecuente del niño en el interior del útero, pero no siempre es así. Esa conciencia de nirvana debe dejar una huella indeleble en la mente humana.

De hecho, cuando vivimos situaciones problemáticas, o incluso en circunstancias patológicas o traumáticas, de alguna manera, evocamos ese tiempo mejor donde todo era un estado de seguridad y perfección maravilloso, y lo hacemos mediante un reflejo curioso, analizado hasta la saciedad, que fue observado en su simbolismo por Freud; me refiero a la postura fetal.

Esta posición es adoptada frecuentemente como un modo de recogimiento, de regresión, de autoprotección. Cuando la persona se siente invadida psicológicamente, es fácil que se muestre esta postura. Quizá es la huella psicomotora más arcaica que refleja nuestra antigua vida en el interior del útero.

La posición fetal es una postura de recogimiento muy significativa que simbólicamente significa autodefensa y regresión afectiva.

Otras huellas que nos muestran el deseo de regresión humano hacia el período prenatal están presentes cuando se simboliza el concepto de muerte. La idea de muerte se representa simbólicamente en un profundo deseo de regresión al útero materno.

Un poeta como Miguel Hernández nos da a entender en sus poesías con una frecuencia harto significativa este deseo de regresión al origen de la vida.

«Regreso al aire plástico que alentó mi consciencia...
Vientre: carne central de todo cuerpo existe.
Bóveda maternal si azul, si roja, oscura.
Noche final, en cuya profundidad se siente la voz
    de las raíces, el soplo de la altura...
Caigo en la madrugada del tiempo, de pasado.
Me arrojan de la noche ante la oscuridad hiriente.
Vuelvo a llorar desnudo, pequeño, regresado...»

Hay autores que investigan la huella que deja el período prenatal mediante la interpretación de los sueños de los adultos o la investigación del significado de regresiones en estados especiales de conciencia.

Podemos imaginar que la psique del niño intrauterino vive una realidad única, dedicada al placer y la satisfacción de sus necesidades, ya que todo lo tiene cubierto. El niño intrauterino vive en un mundo de armonía y calma profunda. Pero aun así no está introvertido sobre sí mismo, sino conectado a todo lo que acontece en el entorno del útero materno y por lógica a todo lo que se transmita hacia el mismo desde el exterior (sonidos, voces, luz, movimientos, presión...).

Un hecho que acredita está atención que el niño intrauterino tiene hacia el exterior, y cómo esa experiencia permanece en su conciencia está en relación con el sonido cardiaco de la madre.

Se ha experimentado con niños nacidos que aquellos a los que se les pone de fondo el sonido del corazón logran llorar menos y relajarse más, además de desarrollarse mejor (dormir, comer...). La vivencia del sonido cardiaco en el interior del útero debe estar asociada a una experiencia de índole positiva.

El niño intrauterino despierta a la vida sensible y consciente con él. Y es muy posible que sea una de las experiencias arcanas más significativas. Podría asociarse a términos muy primarios con la sensación de seguridad, bienestar y la satisfacción más elemental que produce la vida.

De esta experiencia básica constatable podemos deducir que los sonidos que el niño percibe en el interior del útero no le son indiferentes, sino que dejan una huella indeleble y muy significativa; por lo mismo, podríamos pensar que cualquier estimulación programada de sonidos puede ser receptada por el niño intrauterino y constituye la base de la estimulación auditiva. Haga la prueba cuando su hijo nazca grabando en una casete un sonido cardiaco y cuando lo observe inquieto póngaselo y observe su conducta; con mucha probabilidad entrará en un estado de relax; naturalmente siempre que el motivo de su estado no se debe a una situación en la que reclame la satisfacción de alguna necesidad básica. Lo que está muy claro es que el sonido cardiaco debe actuar como una estimulación auditiva básica para madurar el sistema nervioso en todas las funciones que se relacionan con el oído.

El significado es directo y muy claro, existe ya una mente del niño intrauterino capaz de acumular experiencias y de estar atento a lo que acontece a su alrededor.

Deberíamos intentar saber más en qué consiste eso de la llamada conciencia fetal, huella psíquica del niño intrauterino...

La inteligencia en general se define como la capacidad de adaptación al medio ambiente. Desde luego, existen en este sentido muchos grados y formas de inteligencia. La inteligencia del adulto y la inteligencia de un niño recién nacido son partes de un mismo proceso pero en grados de desarrollo y evolución diferentes. No es que sea mejor ni peor una y otra, sino que cada una vale con más eficacia al cometido de la adaptación al medio ambiente.

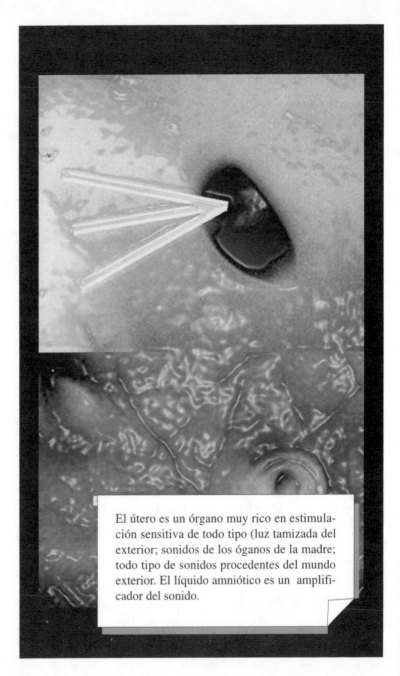

El útero es un órgano muy rico en estimulación sensitiva de todo tipo (luz tamizada del exterior; sonidos de los óganos de la madre; todo tipo de sonidos procedentes del mundo exterior. El líquido amniótico es un amplificador del sonido.

Piaget fue quien definió la inteligencia del niño recién nacido con el adjetivo de sensomotriz. Y es así porque el cerebro y la mente se nutren fundamentalmente de patrones sensoriales y perceptivos, además de motrices y en general de toda actividad que dimana externa e internamente del cuerpo. Esta idea es esencial para el proceso general del nacimiento de la conciencia humana en su estado más primario; por supuesto que habría que integrarla a la idea de que toda conciencia se genera bajo un prisma de emotividad primaria de agrado o desagrado, de satisfacción o no de las necesidades.

En esta misma línea, ¿no podríamos pensar en una inteligencia intrauterina como anterior a esa inteligencia que Piaget llamó sensomotriz? Es evidente que sí; e igual que en una fase reconocemos elementos de la anterior, con respecto al tema de la inteligencia intrauterina, en ésta podemos ver la base de la inteligencia sensomotriz del niño recién nacido. De momento, observamos que el niño intrauterino despliega una amplia gama de conductas motoras, que son observables para cualquier observador.

Es capaz de adoptar posturas, de reaccionar físicamente a estímulos sensitivos (visuales y auditivos, cinéticos, táctiles...).

Sus reacciones son de carácter adaptativo y de índole corporal. Y existe toda una gama de estimulación intracorporal muy importante para el desarrollo de la vida después del parto, como son los movimientos respiratorios; otros puramente motrices, como ciertas degluciones del líquido amniótico, movimientos de los dedos, de las manos, de los pies y de la cabeza; reacciones al contacto con la piel, y muchas otras de carácter excitatorio y conductas reflejas.

Pero lo que permite cada vez con mayor complejidad y eficacia todas estas conductas está en relación con el sistema nervioso, que posibilita cada vez con mayor eficacia la integración y el procesamiento de la información, lo cual hace posible que hablemos de una inteligencia intrauterina y un nivel de conciencia para este estadio de la vida humana muy desarrollados y próximos a los que el niño posee cuando nace.

Los patrones de conducta del niño intrauterino llegan a estar formados de tal modo que podemos hablar de psicomotricidad, por ende de inteligencia sensomotriz, y a eso es lo que denominamos a su vez como conciencia o psiquismo del niño intrauterino.

No podemos pensar que toda esa integración psicológica esté exenta del factor emotivo. La emotividad probablemente tenga una fuerte relación con estados de bienestar general del niño en el interior del útero con lo que anteriormente hemos denominado como estado de nirvana, o tendencia al placer o estado de bienestar total.

El psiquismo es una realidad fisiológica al observarse que la ondas cerebrales entran en funcionamiento; de la posibilidad de la conducta se infiere el funcionamiento de una organización mental muy compleja. Existe incluso ya un período de funcionamiento cerebral de tipo temporal, pues, en un momento determinado, se observan en el niño intrauterino estados de vigilia y estados de sueño.

El niño intrauterino es capaz de discriminar entre una gama amplia de movimientos: lo que es brusco de lo que es suave, y lo hace con respuestas a veces motoras. A través del movimiento puede captar ciclos de actividad materna.

El útero es un órgano en el que a través de los ritmos de los sucesos se pueden hacer previsiones, pues esa capacidad de anticipación está desarrollada en algún grado en los niños en el interior del útero.

Una mujer muy avanzada en su embarazo tuvo un accidente de coche, y comentaba que durante horas le pareció que la tripa le había desaparecido. El niño intrauterino había respondido en modo de autodefensa encogiéndose hacia las paredes interiores del útero. Estas acciones indican la enorme sensibilidad del niño intrauterino.

El niño en el interior del útero responde al medio ambiente. El uso del lenguaje más directo se realiza a través de movimientos bruscos y golpes con las extremidades, que la madre se acostumbra a interpretar y lo pone en relación con cosas y circunstancias que ella está viviendo. Toda esta actividad motriz es fundamental para el desarrollo primigenio del psiquismo.

La organización del movimiento es en el fondo el resultado de una profunda organización cerebral y esto es lo que da sentido a la vida sensomotriz que al nacer juega tanta importancia en la construcción de la psique durante el primer año de la vida.

Pues bien, todo esto comienza mucho antes del nacimiento. Los movimientos coordinados se aprecian ya antes de nacer, y se observan antecedentes de conductas que luego se desarrollan a lo largo de la primera infancia.

El niño se ejercita en el útero en movimientos que relacionan la boca con la mano (se lleva

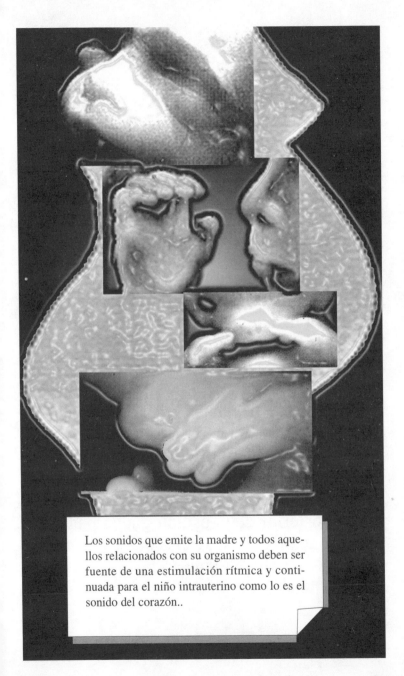

Los sonidos que emite la madre y todos aquellos relacionados con su organismo deben ser
fuente de una estimulación rítmica y conti-
nuada para el niño intrauterino como lo es el
sonido del corazón..

la mano a la boca) y se observan movimientos de exploración de la boca; quizá sea el antecedente más claro de la conducta de succión. Estas cosas sólo se pueden hacer si el niño tiene una compleja organización cerebral, que es lo mismo que hablar de cierta organización mental, e incluso se podrían describir conductas enormemente complejas y muy sofisticadas como aquellas en las que se ha visto a través de procedimientos tecnológicos al niño intrauterino con expresiones de desagrado en la cara ante estímulos de insatisfacción.

El niño intrauterino no llora, pero es capaz de gestos faciales (similares a los que realiza el bebé recién nacido cuando está a punto de llorar). Hacia el quinto mes patea y mueve los brazos.

Las bases de la personalidad humana no empiezan con el nacimiento, sino en relación a otras circunstancias anteriores. El psicoanálisis ha sabido interpretar con mucha precisión esos eventos de la vida intrauterina en relación al desarrollo posterior de la psicología humana. Ese abanico amplio de conductas que venimos describiendo de alguna manera nos indica que la personalidad del niño está en su construcción más elemental.

CAPÍTULO IV

LA ESTIMULACIÓN PRENATAL

1. La gestación no es un tema médico

En un monográfico de la revista *Integral,* del año 1988, un artículo titulado «Mujer "enferma", lugar de experimentación», dice sobre la mujer embarazada:

> «La mujer que está de parto es designada como "enferma"; la mujer se queda sola frente al hombre y separada de su entorno natural y de sus relaciones (...) el mundo médico no es el que debe organizar la preparación al parto; las mujeres y las parejas deben salir de esta dependencia de asistidas (...) entonces, ¿qué sucederá el día en que las mujeres embarazadas preparen sus embarazos entre ellas, en los barrios, o en sus medios de trabajo, invitando a los técnicos de la salud a que respondan a sus preguntas...»

En estos comentarios se puede observar una inquietud social, largamente tratada desde hace ya muchos años, que nos hace pensar sobre el sentido del contenido de este libro sobre la educación prenatal.

Si usted como madre piensa que todo lo relacionado con la gestación es un asunto únicamente de salud puede estar confundida, y además quitará así mucha de la magia que tiene todo el proceso de la gestación y el parto.

Indudablemente la autopreparación es algo que la mujer embarazada está ya haciendo a base de autoinformarse (por ejemplo, cuando lee usted este libro...). Esa autopreparación no está reñida con un control médico riguroso, pero tampoco es anormal que las madres asistan a esos lugares de encuentros donde las embarazadas se relacionan haciendo su preparación al parto, incluso alejadas del puro ambiente clínico.

Existe una triple línea para entender lo que es la educación prenatal:

a) Prepararse para el parto (analizaremos muy brevemente este nivel).

b) Recibir cierta educación maternal (información general sobre la situación de la mujer gestante).

c) Estimular al niño intrauterino a través de programas de estimulación prenatal. Esto quizá sea lo más novedoso, pero, frecuentemente, tratado por la ciencia actual.

2. Primera conclusión

La educación prenatal, pues, no es un asunto médico exclusivamente, sino más bien un tema con muchas dimensiones educativas, sin que con ello tratemos de excluir nada, pues tanto el proceso de la gestación y el parto, como su control, son temas fundamentalmente sanitarios. Hay que distinguir con claridad esos dos matices.

Realmente esa perspectiva de control es médica y de esencial importancia para la madre.

Sin embargo el lugar natural donde una madre va a estimular a su hijo, donde una madre va a recibir información sobre la gestación, donde realizará ejercicios de preparación al parto no tiene por qué ser un ambiente médico, sino educativo y familiar.

La autopreparación maternal, en casa, es un sistema oportuno, aunque aconsejamos salir del aislamiento a la madre gestante reuniéndose en algún centro con otras madres. El ámbito médico, o clínico, no es el más apropiado para el desarrollo pedagógico, aunque sí para el control somático de la gestación.

Dice el doctor Aguirre de Cárcer en un artículo titulado «¿Qué importancia tiene el grupo?», sobre la madre que espera su primer hijo:

> «Es el caso de que en su hogar no hay un grupo todavía, lo forman dos personas: marido y mujer. Ella necesita su grupo. Por eso uno de los secretos de la preparación al parto bien hecha, es precisamente el grupo. El efecto psicológico del grupo en la preparación es importantísimo; una vez integrada, la acción beneficiosa del mismo no tarda en aparecer.»

3. **Algo de historia que justifica lo que decimos**

El tema de la educación prenatal no es algo que surja de una manera espontánea en los últimos años. Tiene una tradición que podemos valorar en una progresión en tres fases y representa un proceso histórico por el cual la gestación va despegándose cada vez más de la pura asistencia médica.

a) *La preparación al parto sin dolor*

Antes de los años cincuenta la mujer embarazada era tratada como una paciente. Era ob-

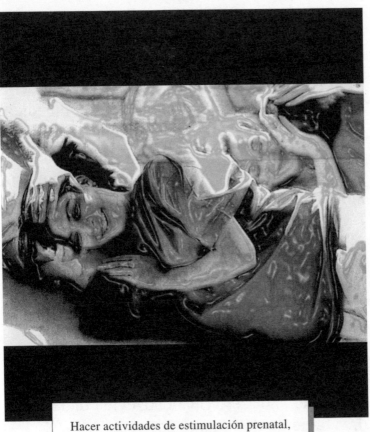

Hacer actividades de estimulación prenatal, incluyendo la praparación al parto, en pequeños grupos de madres, es a todas luces una de las mejores formas de vivir la maternidad en la fase de embarazo. Supone compartir la propia experiencia con personas que están en la misma situación y eso ayuda y estimula.

jeto de intervención y especialización clínica. La mujer como persona protagonista no era central, y se dejaba ver más como una especie de «enferma». Ella no era el objeto central de la intervención sino una paciente más del médico. Por supuesto, el niño era simplemente «fetus» (engendrado) y su función más importante era la de nacer; ninguno de los dos entraban en consideraciones pedagógicas.

No había nada que enseñar o estimular, simplemente había que hacer. En la década de los cincuenta hubo una preocupación por la madre, por mejorar su situación fundamentalmente en la hora del parto, y surgieron dos escuelas: la *escuela americana* y la *escuela soviética*.

Se trataba fundamentalmente de dos corrientes cuyas teorías eran diferentes y complementarias. Pero no así su finalidad: evitar que las madres tuvieran dolor en el parto.

El objetivo era mejorar el parto y se denominó «preparación al parto sin dolor». Es verdad que el descrédito llegó a estas prácticas porque las madres ilusionadas por no tener dolor lo seguían teniendo.

La escuela soviética, de más éxito que la americana, basaba sus principios de preparación al parto en las teorías del fisiólogo Paulov; mientras que la escuela americana basaba su teoría en la anticipación del dolor que las madres hacen antes del parto, y que motivan las contracciones musculares que llevan al estrés y al dolor.

El autor principal de esta teoría fue el doctor Read. Una de las consecuencias positivas con relación a estas prácticas fue la del desarrollo de las técnicas sofrológicas (técnicas de relajación) aplicadas a la preparación al parto. Estas técnicas tuvieron una consecuencia importante: la madre recobraba un lugar esencial en el proceso de la gestación y el parto.

b) *La educación maternal*

Hubo un nuevo avance en los años posteriores a la década de los cincuenta, en un proceso que no puede entenderse sin la etapa anterior, pero que mejora la condición de la madre y la del niño intrauterino.

Se inició así, como consecuencia de la preparación al parto sin dolor, un proceso educativo de la madre sobre su condición de gestante, esta vez con tintes claramente pedagógicos.

Se denominó a este proceso educación maternal. La idea se sustentaba en preparar a la madre para el parto, pero también dándole información sobre la gestación, lo cual introduce en el tema una dinámica nueva, educativa y pedagógica.

Las características de la educación prenatal son ahora prácticas: se hacen ejercicios que preparan para el parto y se da información a la madre. Así recupera la madre, en el proceso de la gestación, un nivel de protagonismo de primer orden que tradicionalmente le había sido negado.

Se introduce una dinámica de educación maternal para adultos, pero siempre aún bajo un clima médico o clínico.

La madre cobraba así un protagonismo fundamental sobre su propia maternidad, alejándose de eso modo de su antigua condición de paciente; pero quien seguía sin ser protagonista era el niño intrauterino.

Podemos, al respecto, recordar la anécdota escrita en el año 1978 del doctor Aguirre en su libro *La educación maternal*, en un artículo titulado «¿Habla usted con su hijo?», en la que textualmente escribe:

«Hablarle a su hijo puede considerarse como otro test de actitud anímica, frente a la maternidad... Mi consejo es que hable con su hijo, no hace falta que sea en voz alta, ni nadie tiene que enterarse de ello, pero conviene que lo haga. Ya sé que alguna lectora se reirá, pensando que es una broma. También es posible que alguna se indigne, considerándolo una estupidez...»

Esta muy claro que el doctor Aguirre en aquellos años no consideraba suficientemente seria la posibilidad de estimular al niño intrauterino, más que como una aceptación positiva de la maternidad por parte de la madre.

Precisamente las investigaciones posteriores nos permiten ver que el niño dentro del útero puede ser estimulado, desarrollado, madurado bajo programas de estimulación externa. Es la

> La etapa de embarazo debe ser para la madre un época de gran actividad, porque es el momento de realizar acciones con respecto al cuerpo y también de conocimiento respecto al hijo.

fase tercera, en la que ahora estamos; el niño intrauterino y su madre son los protagonistas de la historia de la gestación y el nacimiento.

c) *La estimulación prenatal*

La tercera fase, según mi consideración personal, nos permite ver que los programas de intervención, durante la gestación, empiezan a tomar en cuenta a un gran protagonista central: el niño en el interior del útero.

Este libro trata de explicarle a usted, como madre, que su hijo en su seno tiene un potencial increíble, que su hijo es alguien con unas posibilidades maravillosas y que es admisible contactar con él y estimularle...

Es verdad que la ciencia viene desde hace muchos años planteando la existencia del psiquismo en el feto. Esto lo describió maravillosamente un gran autor como fue Gesell, el cual creía que si existían patrones de conducta motora existía necesariamente conciencia fetal, o psiquismo. Son las investigaciones embriológicas más actuales las que nos hacen pensar que el niño puede ser estimulado en el interior del útero, beneficiándose así del desarrollo de sus propias capacidades de adaptación, mejorando su futuro.

Esta nueva visión está basada en experiencias muy recientes, como por ejemplo las del doctor Tomatís, que nos explica que ya en este período existe un auténtico ciclo con posibilidades educativas (es decir, de estimulación).

Esto significa que mediante la aplicación de sistemas de estimulación perfectamente programados podemos hacer que el niño se estimule. Podemos hacer que su cerebro sea usado, y, en ese sentido, desarrollar una nueva capacidad.

84

Es posible, por tanto, estimular al niño intrauterino, desarrollándole y alentándole, mediante programas de estimulación prenatal

Esta fase, en relación con la maternidad, da una perspectiva nueva, de tal manera que será el futuro quien diga si esta temática no va, de alguna forma, a entrar de lleno en programas educativos de estimulación reconocidos por todos.

La educación prenatal, por tanto, desde esta perspectiva histórica, debe poseer necesariamente tres componentes:

a) Los ejercicios propios de la preparación al parto.

b) La preparación de la madre con relación a la gestación.

c) La estimulación del niño intrauterino, según las bases de la estimulación intrapsicológica, la estimulación auditiva y la estimulación táctil.

4. **Educación prenatal**

Su entrenamiento como madre activa e interesada en su nueva situación y la de su hijo debe tener muy presente tres puntos, que de alguna manera traen hacia usted muchos años de avances científicos. Considere:

a) *Preparación al parto*

El parto es un proceso fisiológico que sucede en dos etapas bien diferenciadas. En un primer momento la característica principal está en la dilatación (fase de dilatación) y el segundo momento se define por el fenómeno de la expulsión del niño del interior del útero (fase de expulsión).

En cada una de estas dos fases suceden muchos fenómenos fisiológicos que hacen posible el nacimiento del niño. En la fase de dilatación aparecen las contracciones musculares uterinas, cuya función esencial es la de dilatar el cuello del útero y expulsar al niño hacia el exterior. Hay quien dice que el parto es un trabajo muscular dirigido por el cerebro.

Las contracciones tienen diversas características según el momento en que se producen. Al principio del proceso las contracciones musculares se dirigen a modificar el cuello del útero en un proceso de dilatación creciente, hasta que se confunde con el cuerpo de la matriz y tiene un diámetro igual al de la cabeza del niño. A partir de este momento las contracciones cambian su acción y todo se dirige a facilitar la expulsión del niño hacia el exterior.

Las contracciones son esenciales en todo el proceso del parto. Al principio, se produce para completar la fase de dilatación generalmente en varias horas. Al principio son muy esporádicas e incluso pueden pasar inadvertidas. El útero llega a contraerse y endurecerse. Más tarde, las contracciones, se producen cada vez con mayor intensidad y en intervalos más cortos de tiempo (30, 14, 8 min...). Cuando se producen, cada vez duran más (35, 49, 70 seg...).

La mujer embarazada que se prepara en la relajación neuromuscular y en técnicas específicas de respiración y que logra aplicarlo con cierta eficacia es capaz de acortar el tiempo de la dilatación del cuello del útero. Se contabilizan varias fases para este proceso. En el primer embarazo, los tiempos de dilatación aproximados son los siguientes: De 0,5 a 5 cm, seis horas; de 5 a 7 cm, dos horas; de 7 a 9 cm, una hora, y de 9 a 11 cm, media hora.

Cuando se inician las contracciones se debe comenzar a respirar de modo lento y profundo y poner en práctica alguna técnica de relajación (más adelante damos los pasos esenciales sobre algunas de ellas). Cuando las contracciones son intensas y frecuentes hay que comenzar con una respiración superficial y acelerada. Es bueno hacer ejercicios que nos lleven

FASE DE EXPULSIÓN

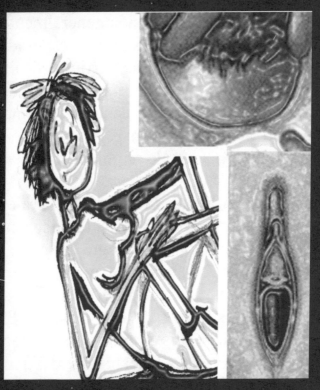

FASE DE DILATACIÓN

La madre embarazada debe estar mentalizada a vivir las dos fases esenciales del parto: la de dilatación y la de expulsión. Debe conocer todos los fenómenos que se den en estos procesos fisiológicos y prepararse para afrontarlos lo mejor posible.

a identificar las diferentes fases de las contracciones.

Durante estas dos fases usted puede hacer cosas que ayuden a este proceso fisiológico natural o que frenen la eficacia del mismo. Es peligroso e incorrecto que usted comience a hacer esfuerzos para expulsar a su hijo antes de tiempo. Es decir, durante el proceso de dilatación, antes de que el cuello del útero quede totalmente dilatado, pueden producirse desgarros del cuello uterino y una fatiga innecesaria. Es correcto que usted aprecie, mediante el tacto vaginal, el estado del cuello del útero y si es apropiado actuar. Normalmente el personal sanitario se lo indica para que usted empuje y ayude a expulsar a su hijo.

Cuando la dilatación del cuello del útero iguala el diámetro de la cabeza del niño comienza la fase de expulsión. Ahora, con las contracciones, sentirá ganas de empujar; entonces hay que aguantar un poco más para que el proceso de la dilatación termine totalmente. Durante los diez minutos posteriores hay que poner en práctica la respiración de jadeo y al mismo tiempo dar soplos profundos, y esta vez empujando para facilitar la expulsión del niño intrauterino.

La fase de expulsión es realmente la más trabajosa y fatigada. Se realiza un gran esfuerzo físico. Cuando llega el momento de empujar hay que hacerlo de modo controlado; hay que tratar de imaginar la posición del niño y a partir de ello empujar con eficacia. Dirigiendo el esfuerzo desde el fondo del útero y los lados, hay que hacerlo de modo suave.

Cuando las contracciones sean de máxima intensidad hay que empujar, pero no de la misma forma que cuando se defeca, pues se corre el riego de cerrar la cavidad vaginal al paso de la cabeza del niño. Hay que empujar con el diafragma y los músculos abdominales. El diafragma debe empujar en el movimiento de arriba-abajo y hay que ayudarse con los músculos abdominales para hacer el esfuerzo:

— Llenar los pulmones de aire.
— Bloquear la respiración.
— Apoyar el mentón contra el pecho.
— Echar los hombros hacia adelante y hacia abajo.
— Empujar apoyándose con las manos y echando el busto adelante.

Hay que tener muy claro lo que se debe hacer y no hacer en el momento del parto. Cuando el deseo de empujar aumenta a cada contracción, hay que comenzar una respiración rápida en su ritmo.

Las piernas hay que mantenerlas de la forma más relajada posible.

Lameze describe este momento como sigue:

«... Las contracciones ya tienen lugar en un escaso distanciamiento, tal vez cada dos o tres minutos. Cuando la cabeza asome el perineo yo se lo indicaré para que relaje esta región. Al producirse la deflexión de la cabeza del bebé, le pediré que levante un poco las nalgas, curvando más la espalda y el tronco en su totalidad. Yo colocaré una mano bien abierta, o las dos, en el perineo, sobre todo en la proximidad del ano, a fin de que a medida que el orificio vaginal se ensanche, evitemos el desgarre de la piel... Para que usted vea claramente cómo va naciendo su bebé, le colocaré convenientemente un espejo. Yo le anuncio el nacer de su hijo. Primero: la frente, los ojos, la nariz, la boca, el mentón... toda la cabeza. Entonces usted reposará un instante pero sin acostarse respirará hondo, y con la nueva contracción respirará acelerada y superficialmente al mismo tiempo que hace nuevos esfuerzos de expulsión. Asomará entonces el hombro anterior del bebé, yo liberaré uno y otro hombro y usted tendrá entonces la primera imagen en directo de su hijo. Usted reposará, respirará profunda y lentamente, y una vez que yo haya

INSPIRAR POR LA NARIZ

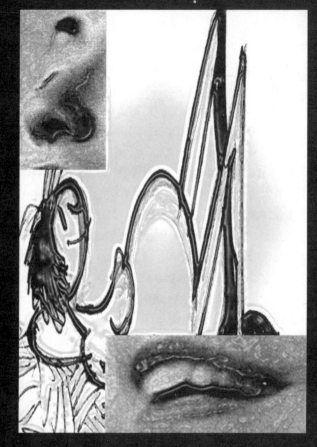

ESPIRAR POR LA BOCA

Los ejercicios de RESPIRACIÓN son fundamentales en la preparación al parto.

fijado una pinza en el cordón umbilical, le colocaré unos instantes su hijo sobre el vientre, para que le vea bien y le toque.»

La respiración para el día del parto

Durante la primera fase de dilatación la matriz es el único músculo que trabaja de modo involuntario; por tanto, la relajación debe intentar conseguir la distensión del resto de los músculos y tratar así de no obstruir la acción involuntaria de la matriz.

La relajación es un procedimiento sobre el que más adelante daremos algunos consejos prácticos. Vamos a trabajar ahora el tema de la respiración. Según la fase en la que se encuentre a la hora del parto así deberá poner en marcha una técnica determinada. Existen muchos tipos de respiración.

— Hay que respirar siempre con el tórax y de un modo rítmico.

— Existe una respiración que es: a) lenta y profunda; b) otra que es acelerada y superficial, y c) otra que es una respiración de transición.

Podemos imaginar que la respiración lenta y profunda se corresponde con la fase del parto en la que se está produciendo la dilatación de cuello del útero. La respiración de transición es la que se debe ejercitar cuando estamos en el momento de tránsito hacia la fase de expulsión, y la respiración acelerada y superficial es la que hay que poner en marcha cuando se está expulsando al niño intrauterino.

1. Respiración lenta y profunda.

Es recomendable al comienzo de la dilatación y mientras las contracciones sean cortas y poco intensas. Respire con lentitud y profundamente: inspire aire por la nariz y expulse el aire por la boca. Reténgalo durante unos segundos.

2. Respire superficialmente y de modo acelerado (respiración de jadeo).

Es recomendable su uso durante la fase de expulsión, cuando las contracciones sean más frecuentes e intensas. Comience inspirando lenta y profundamente para ir luego acelerando la respiración (tome aire por la nariz y reténgalo unos segundos, luego cada vez menos tiempo); expulse el aire también al principio de modo lento y vaya acelerando el modo de expulsar el aire por la boca. Inspiramos el aire por la nariz y lo expulsamos por la boca. Al expulsar el aire podemos hacerlo soplando (aspire aire con rapidez, cuente hasta seis y expulse el aire soplando). Practique esta respiración hasta que la domine a la perfección.

3. La respiración de transición es rítmica y sosegada, sin que sea tan acelerada como la anteriormente explicada ni tan lenta como la primera.

La respiración de jadeo puede hacer que usted retenga sus ganas de forzar para que su hijo sea expulsado cuando termina la fase de dilatación, en la cual ya hemos dicho que es conveniente esperar un poco para que se complete, mezclándola con períodos en los que usted practique una respiración de transición.

4. Existe una respiración llamada de recogimiento que sirve para relajarnos y sosegarnos en momentos de tensión. Puede cerrar con un dedo una de las fosas nasales y respirar por la otra concentradamente, y luego cambiar presionando la otra fosa nasal. Esto le producirá un profundo estado de relax.

En una preparación al parto, se debe generar una parte práctica de ejercicios que la mantengan a usted en forma y la hagan disfrutar de una actitud de vivencia feliz para el momento del parto, que condicione el cerebro materno para ser parte activa junto a su hijo a la hora de nacer.

Por supuesto, hay que aprender técnicas oportunas que le faciliten el parto (respiración, relajación, etc.). No importa ya que lo llamemos parto con o sin dolor, pues si solamente se trata de evitar el dolor, los anestésicos y analgésicos, como la epidural, solucionan la cuestión (y esto sí que es un asunto médico). La ciencia hoy día posee innumerables recursos.

Lo importante para usted como madre es su preparación psicológica: desear ser lo más consciente posible del nacimiento de su hijo. Lo más seguro es que usted no desee que su hijo nazca bajo un palio de insensibilidad materna. La madre, la mayoría de las veces, desea sentir a su hijo nacer y quiere realizar junto a su hijo ese esfuerzo.

Por eso la preparación al parto resulta fundamental en la educación prenatal; lo expuesto anteriormente hace de la madre una persona más feliz y consciente psicológicamente, y mejora la actitud hacia su propio hijo. El hijo naciente también en este proceso de luz pone mucho de sí mismo, y facilitamos así su participación activa y natural.

La madre y el hijo son los protagonistas implicados en el esfuerzo de la vida. Usted como madre debe prepararse para esa circunstancia, que, por cierto, es un acontecimiento muy breve en el tiempo, en comparación con la vida y las circunstancias tanto del niño como de la madre. Pero resulta un evento que jamás se olvida...

Se dice que el nacimiento determina la personalidad del propio niño. Algunos la han llamado, los psicoanalistas fundamentalmente, el fenómeno del «trauma del parto». Quizá esa idea explique lo que anteriormente dijimos: el niño también realiza un enorme e importante esfuerzo en el momento del parto y se expresa en este fenómeno del «trauma», como una situación difícil también para el niño.

Usted debe prepararse para que ese momento tan deseado esté lleno de conciencia, vitalidad, energía y trascendencia, y facilite la acción a los dos principales protagonistas: la madre y el niño. En el parto no se trata de estimular la insensibilidad, sino la de soportar el esfuerzo para valorar nuestra propia actitud ante el ser que viene al mundo. Esa suele ser la manera de pensar de multitud de madres.

En educación prenatal ese es el objetivo fundamental de los ejercicios que se le pueden proponer en el área de la preparación al parto.

Vamos a exponer algunas circunstancias propias de las actividades a realizar por usted como madre gestante en la preparación al parto:

Aplicar las técnicas de relajación neuromuscular

Debe realizar la preparación al parto desde la perspectiva profiláctica: es decir, el dominio de las técnicas de relajación neuromuscular para controlar los diversos eventos que se producen durante el parto. Principalmente los ejercicios relacionados con el período de dilatación y el de expulsión.

El control del estado de reposo durante el parto

Controlar el estado de reposo que se debe dar durante el parto, mediante ejercicios de control del estado de reposo; los propios de la respiración, según el momento en que estemos del evento. Todo esto debe entrenarse, para su control, mediante ejercicios perfectamente programados. Se deben hacer ejercitaciones diarias en un tiempo dedicado al «parto sin dolor».

Control de las contracciones de la matriz

Debe usted entrenarse en la simulación de las contracciones de la matriz y su control, que facilitan el nacimiento del niño, y esto debe lograrse mediante ejercicios gimnásticos oportunos que posibiliten la mejora de la dilatación y la expulsión, por ejemplo haciendo ejercicios con la respiración de «jadeo» (rápida y entrecortada) y otras modalidades de respiración, por ejemplo, la de recogimiento realizando ejercitaciones diversas para empujar en el posicionamiento del parto y otros ejercicios: flexionar, agarrar, levantar, repetir...

Psicológicamente toda la preparación al parto vale para que usted se ocupe en otras actividades que eviten estar pendiente del temor al dolor por la contracción de la matriz.

La preparación al parto también es información: ¿Por qué se produce el dolor cuando el cuello del útero está en tensión? ¿Qué produce a nivel fisiológico el temor y la ansiedad psicológica?

La respiración de jadeo

Hay que prepararse mentalmente para ir rechazando el temor al dolor que se producirá el día del parto. Si se logra tener la mente ocupada en otra cosa que evite el pensamiento del «temor al dolor» evitaremos angustiarnos y además provocar aquello que no deseamos.

Así pues, lo mejor es mantener la mente ocupada en otra cosa, por ejemplo, entrenarse para saber respirar (existen muchas modalidades) en momentos clave. Si el cerebro logra ocuparse en esta actividad además de descentrarnos del temor al dolor se podrá conseguir una mejor dilatación de la matriz durante la expulsión en el momento del parto.

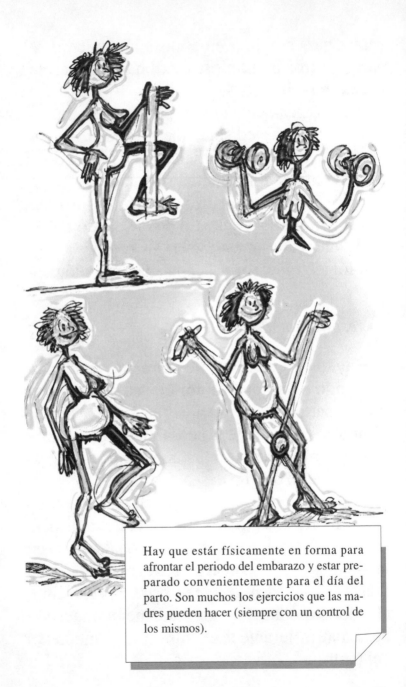

Hay que estár físicamente en forma para afrontar el periodo del embarazo y estar preparado convenientemente para el día del parto. Son muchos los ejercicios que las madres pueden hacer (siempre con un control de los mismos).

El temor que pueda tener una madre al dolor, si le invade de una forma importante durante el parto, produce efectos físicos determinados, como que el cuello del útero se tensiona más y a la vez esto produce más dolor (hay contracción de las fibras musculares). Al vivir ese incremento de dolor el temor aumenta y con ello se tensiona más y más el cuello del útero y se dificulta el proceso natural de la dilatación. Así que se produce el efecto de la pescadilla que se muerde la cola.

Recomendamos, pues, para evitar este tipo de fenómenos, que se corte de raíz este proceso que está condicionando mentalmente la producción de dolor, poniendo en práctica ejercicios que eviten los pensamientos negativos y ayuden a relajar el cuello del útero. Se deben eliminar para ese momento todas las ansiedades y los temores, y esto es un trabajo que usted debe realizar en su preparación al parto. Hay que pensar que el parto es un acontecimiento feliz.

Cuando llegue al momento del parto usted debe saber poner en practica una respiración que le permita desviar sus temores y además que facilite el nacimiento del niño. Por ejemplo, aprenda la respiración de jadeo, para usarla precisamente en ese momento: es un modo de respirar rápido y entrecortado (haga que el tórax ascienda y descienda de manera rápida). La mejor imagen para saber de que hablamos exactamente es que piense en el jadeo de un perro. El objetivo de saber poner en práctica esta respiración consiste en que se aminora el dolor que produce las contracciones uterinas.

La respiración de jadeo debe ser utilizada justo en su momento:

1.   Durante la fase de dilatación y en cada contracción que se produce hay que respirar de la manera que hemos descrito y así evitamos el roce del útero con el diafragma.

2.   Cuando el niño asoma la cabeza, en la fase de expulsión, es recomendable no hacer esfuerzos abdominales; la respiración de jadeo debe ponerse en marcha.

Ejercicios que ayudan a la preparación del parto citados en mi obra *Bases de Educación Prenatal, desde una perspectiva científica*:

Aprender a empujar

En el suelo, con la cabeza sobre una almohada, flexionar las piernas, con las rodillas dobladas, contra el abdomen. Agarrar las rodillas con las manos al mismo tiempo que se intenta levantar la cabeza.

Movimientos de la pelvis

Apriete con firmeza la cintura contra el suelo (trate de eliminar el hueco que queda entre la cintura y el suelo). Vuelva a aflojar la cintura y deje de nuevo un hueco entre la cintura y el suelo. Con este ejercicio se trata de que agilice las articulaciones sacrolumbares y pelvianas.

Ejercicios con aparatos

— Una cinta flexible usándola con el brazo y las piernas ayuda a mejorar la circulación de la sangre.

— El uso de pedales mejora la circulación y el ritmo cardiaco.

— Gomas elásticas cruzadas endurecen los abdominales.

— Los flexores y las pesas ayudan a mejorar el riego sanguíneo.

— En horizontal sobre el suelo situar las piernas sobre una butaca de tal modo que queden en alto. Incrementará así la circulación sanguínea en las extremidades inferiores.

— «A cuatro patas.» Caminar de rodillas durante unos minutos. Este ejercicio refuerza los músculos del abdomen.

— Con los pies separados (en pie). Los pies rectos hacia delante y a la misma altura. Tratar de equilibrarse hallando el eje del peso corporal en equilibrio. Ahora flexionar las rodillas un poco. Hacer movimientos de pelvis hacia adelante y hacia atrás. Pecho abierto, hombros atrás. Oscilar la cabeza... (puede hacer una pequeña tabla de gimnasia en esta postura).

— Dé un paso hacia adelante con una pierna, en pie, flexionando la rodilla. La otra pierna estirada. Cambie de pierna. Este ejercicio fortalece los músculos de las piernas.

* * *

Objetivo del ejercicio: Aliviar los pies y las piernas. Favorece la circulación de la sangre. Varices e hinchazones.

Descripción del ejercicio: Sentada, levante una pierna sujetándola por los muslos; hacerla girar en círculo varias veces; luego la otra pierna.

Objetivo del ejercicio: Fortalece la espalda y evita la lordosis. Postura «a gatas».

Descripción del ejercicio: En la postura de «a gatas» se debe arquear la espalda hacia arriba y hacia abajo.

Objetivo del ejercicio: Alzamientos, presiones y levantar peso con transporte. La espalda siempre hay que protegerla no haciendo caer sobre ella el peso. Aprenda a flexionar las rodillas y colocar las piernas.

Descripción del ejercicio: Al coger peso equilibre su cuerpo respecto a las piernas, que deben estar abiertas y los brazos en ángulo. Suba el peso con elevación de la pelvis.

Objetivo del ejercicio: Movimientos que favorecen el fortalecimiento de la pelvis y del diafragma.

Descripción del ejercicio: En posición horizontal levantar las piernas, juntas, y las rodillas flexionadas y plantas apoyadas. Ir describiendo un pequeño semicírculo. También «a gatas», balancee suavemente la pelvis. Arquee y curve lentamente la espalda.

Objetivo del ejercicio: Fortalecer la espalda.

Descripción del ejercicio: Espalda recta. Costillas erguidas. Estirar la espalda. Levantar el pecho...

Objetivo del ejercicio: Postura en el suelo con piernas abiertas.

Los ejercicios físicos que se hagan deben ser reglados y apropiados para la condición del embarazo. Deben perseguir unos objetivos y ser sencillos en su ejecución...

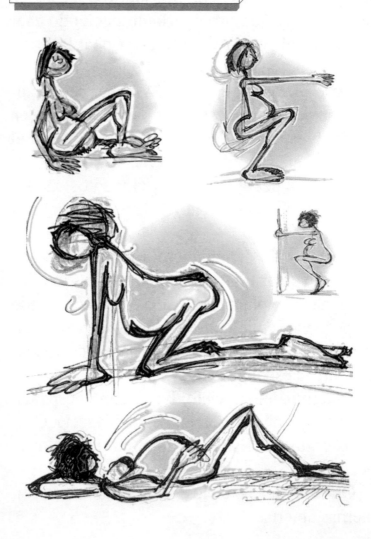

Descripción del ejercicio: a) Sentarse con piernas abiertas. b) Enderezar espalda y estirar piernas de modo lateral.

Objetivo del ejercicio: Postura en cuclillas. Fortalece los músculos y los pies. Se adquiere elasticidad muscular. Levantarse con cuidado apoyándose.

Descripción del ejercicio: Sentada. Espalda recta. Vientre hacia delante.

Objetivo del ejercicio: Haga ejercicios con el cuello y los hombros. Tonifica la musculatura del cuello y mejora el riego sanguíneo.

Descripción del ejercicio: Mover suavemente la cabeza y el cuello en todas las direcciones posibles.

Objetivo del ejercicio: Ejercicios de hombros, brazos (abajo-arriba), estiramientos...

Descripción del ejercicio: Hacer diversas posturas de estiramientos de brazos.

Objetivo del ejercicio: Ejercicios del abdomen. Su fortalecimiento permite sostener mejor al niño intrauterino.

Descripción del ejercicio: Por delante cójase las manos y apriételas con fuerza. Tumbada en horizontal él apriete el abdomen.

Objetivo del ejercicio: Con las piernas en alto desde una postura horizontal, durante 9 ó 10 minutos, le facilita un cierto descanso y mejora la circulación.

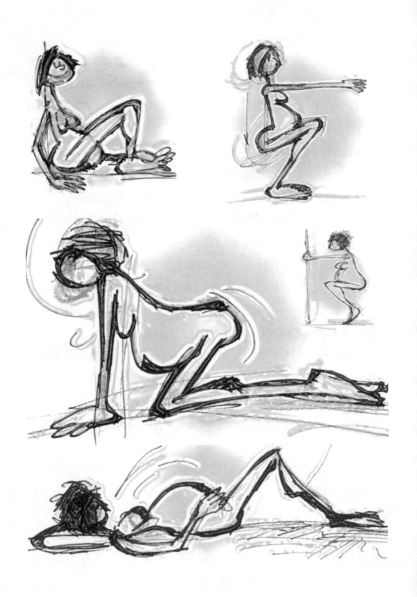

Descripción del ejercicio: Valiéndose de una pared ponga la planta de los pies en ella y trate de estar con las piernas en alto en varias posturas que le resulten cómodas.

Objetivo del ejercicio: Ejercitarse en posturas para la fase inicial del parto. Ante las contracciones: moverse, realizar actividad. Cuando se está en reposo hacerlo de modo lateral

Descripción del ejercicio: Estar en cuclillas con brazos estirados facilita el proceso de la dilatación del cuello del útero. Echarse lateralmente flexionando la rodilla de la pierna de arriba hacia atrás en dirección a las nalgas sirve para frenar y no empujar en los momentos que así se requieren durante el parto.

Objetivo del ejercicio: Existen muchas posturas de descanso para la fase inicial del parto; permiten tomar fuerzas entre cada fase de aparición de las contracciones.

b) *Educación maternal*

Se debe usted informar sobre todos los eventos que rodean a la gestación y el primer año de la vida.

Es impensable, en una sociedad donde la información es la base fundamental de nuestra cultura y nuestra manera de ser, hacer una educación prenatal sin que la madre esté informada sobre todo aquello que está relacionado con el niño intrauterino que lleva en sus entrañas. Es imposible. Debería saber mucho del por qué, del cuándo y del cómo de todo el proceso de la vida, la gestación y el nacimiento de su hijo. No es necesario que esta información sea de profundidad científica. Como si usted tuviera que ser médico, biólogo, psicólogo... Guíese por una información sencilla, interesante, suave en sus contenidos, veraz, eficaz, motivante...

Muestre interés:

• Por la gestación, la fecundación y todo el proceso de desarrollo embriológico y evolutivo (entendimiento sencillo).

• En qué se basa y cómo puede estimular al niño intrauterino

• Hacer ejercicios personalizados de estimulación prenatal en sus niveles intrapsicológicos, auditivos y táctiles.

• Debe ser aconsejada y controlar las visitas al especialista; evaluar sus actitudes e intereses con relación al momento que vive; conocer y tratar todo lo relacionado con los cuidados personales: las molestias, la sexualidad en el embarazo, definir todos los procesos anatómicos y fisiológicos implicados en la maternidad y el cuerpo materno. Conocer el modo de estar en forma; lo relacionado con la alimentación; el hecho de no fumar y beber; proponer métodos y técnicas para dejar estos hábitos durante el embarazo, y todo lo relacionado con los hechos científicos y las actuaciones médicas: la ecografía, la epidural, o, más genéricamente, los analgésicos y anestésicos, el control fisioterapéutico...

• Conocer temas de puericultura; todo lo relacionado con el bebé nada más nacer: objetos personales, entorno físico que rodea al niño, la estimulación temprana durante el primer año de la vida, masajes, alimentación y cuidados, etcétera.

• Conocer todo lo relacionado con los eventos y situaciones del puerperio. Las seis primeras semanas después del parto; la higiene; los comportamientos; las situaciones fisiológicas de la madre; la depresión posparto... Y mil y otras circunstancias y temas...

Dejar de fumar

«El fumador debe auto-observarse. Preguntarse: ¿qué tipo de personalidad poseo? Y, a partir del conocimiento que obtenga de sí mismo, tratar de dar solución al problema tabáquico.

Cada persona tiene su modo particular de proceder en la solución de las situaciones que plantea la vida. También, para dejar de fumar. Realmente, en esto se basa el éxito de nuestro programa: usted es el centro principal de todas sus cosas. Nada que usted no haga, otros podrán hacerlo en esta cuestión del tabaco. Esta guía es una ayuda, y nada más...

Puesto que el comportamiento relacionado con el tabaco es muy complejo y está profundamente relacionado con la psicología del fumador, dejar este hábito es más fácil si, dentro de sus rasgos de personalidad, usted se encuentra con intereses y actitudes positivas para mantener sus criterios anti-tabáquicos, generando un autocontrol efectivo sobre sus comportamientos.

Las actitudes e intereses son cambiantes para las personas. Suelen variar en el tiempo, por las circunstancias que rodean al individuo. Éstas incluyen los valores, las normas, el estado de bienestar de la persona... Así pues, si usted se encuentra indeciso, con poca voluntad, sepa que esa actitud de querer dejar de fumar puede adquirirla mediante el propósito y la intención, mediante sus pensamientos y deseos. La voluntad juega un primordial papel. Ésta puede aprenderse, generarse en el individuo, pero no sin esfuerzo. Para fortalecerla hay que ejercitarla.

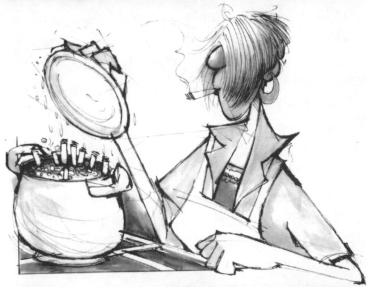

En las útimas décadas la mujer ha ido incrementando el hábito de fumar hasta igualarse a los hombres. El tabaco durante el periodo del embarazo pone en serio riesgo de salud al niño intrauterino.

Si usted, generalmente, cuando se propone algo suele fallar por falta de control personal, piense en el hecho de dejar de fumar como un logro, aunque sea con varios o muchos intentos, pero sin que aparezca en usted por esa causa una idea, frecuente en muchos fumadores, de alta peligrosidad: "Ya lo conseguiré." Esto le reforzaría en la postura de seguir fumando, cayendo en una trampa psicológica. Aprenda a ser autocontrolado y voluntarioso.

Si usted, pongamos por caso, es una persona muy extrovertida y dinámica, probablemente esta característica de su personalidad sea un factor de riesgo para continuar fumando. ¿Por qué? Porque está más expuesta a refuerzos de contexto social, donde es más habitual fumar. Porque puede estar más acostumbrado a desinhibirse con el cigarrillo, etc. En este caso, no le recomendamos, por supuesto, que potencie su introversión. Sí recomendamos, que observe en qué lugares, momentos, en compañía de quién fuma, etc., con el único propósito de aconsejarle. Justo en esos contextos es donde a usted le será más difícil controlar su conducta antitabáquica. Debe aprender que ser extrovertido no debe llevarle a fumar más.

Podríamos pensar del mismo modo de las personas tímidas, introvertidas, ansiosas, ante otros contextos que motivan el consumo del tabaco, pongamos por caso, cuando el solitario está gozando de su soledad. Usted debe eliminar, evitar, la relación que ha podido establecerse entre su manera personal de ser, su conducta habitual, las situaciones y actividades que vive en su quehacer diario, y el consumo de cigarrillos.

Investigue los rasgos predominantes de su personalidad. Y, a partir de ellos, monte estrategias determinadas para lograr el objetivo final de dejar de fumar, rompiendo todos aquellos lazos que unen su manera de ser y el tabaco.

Sugerimos la realización de elaboraciones cognitivas, consistentes en la recreación mental, en los pensamientos que nos ayudan a dejar de fumar. Realizar valoraciones positivas sobre lo que el proceso antitabáquico representa, en sí mismo, es bueno. Se debe establecer, finalmente, un objetivo temporal concreto, para que nuestros esfuerzos mentales, nuestras previsiones se materialicen en una acción tangible, palpable: fije un día para dejar de fumar. Ese día, recomendamos tenga una cierta significación especial para el fumador. No importa el momento que sea. Puede ser un día cercano, o más o menos distante. Hasta la llegada de ese *día* el fumador debe entrenarse, seguir un programa de preparación, cuyo último propósito es que usted se diga de manera concluyente y firme: No volveré a fumar.

El programa prevé una fase anterior incluso al inicio de la Preparación, porque creemos muy importante que la persona recorra un camino de reflexión para dejar de fumar con alta conciencia de lo que va a realizar. La Preparación lleva al fumador al día en que verdaderamente se deja de fumar: Día de Acción. La fase de Pre-Preparación logra que este hábito entre en un período de menor frecuencia en la conducta de fumar y una preparación mental. Realmente esta fase comienza justo en el momento en que se comienza a leer este libro, así ha sido estructurado por el autor. Es, pues, esta la propuesta que hacemos al fumador en esta Guía generando un programa en tres fases.

El Día de la Acción es una ruptura total con el hábito de fumar, es un día especial donde el organismo entra en una nueva dimensión de calidad de vida. Se deja de fumar. Como observamos anteriormente el Día de Acción puede considerarlo como un acontecimiento, como un suceso. Pero es un evento consecuencia de un proceso; por tano no nos contradecimos con lo que venimos diciendo de que fumar es un proceso. El fumador no deja de fumar por las buenas. El fumador se prepara a conciencia para dejar ese día el tabaco como resultado de una preparación.

> Dejar de fumar, si se lo propone, es posible; establezca antes una serie de criterios que vayan con su forma de ser y actúe. Con el tabaco perdemos calidad de vida además de poner en riesgo la salud propia y ajena.

Ese día debe vivirse ritualmente. Lograr hacer lo que se programó, justo a la hora que nos propusimos dejar de fumar. Mentalmente, el fumador debe entender definitivamente la trascendencia de ese momento, e iniciarlo con la alegría de lo que supone no fumar en términos de calidad de vida. Y esta es la clave y la fuerza que debe tener cada intento de dejar de fumar. Pensar que va a merecer la pena dejarlo. Por tanto es el Día de la Alegría Personal. El Día del Optimismo. Y que cada cual lo celebre como quiera, pero es un Día para el Festejo, y este Festejo lo deberá organizar usted...

Ejecución del programa en tres fases

El programa comienza a ejecutarse, y supone no solamente buenas intenciones, sino que estamos ante una consumación de hechos.

Usted ejecutará una planificación de refuerzos. Es decir, la realización de eventos que le lleven a aumentar la posibilidad de éxito del intento que usted inicia. Se establecerá el contexto so-

117

cial en que favorezca el que el fumador deja de serlo. Y otras muchas circunstancias de apoyo. Las tres fases tienen un sentido de proceso, de realización "poco a poco", de maduración ante el comportamiento global de "dejar de fumar". La primera y segunda fase pretende la desensibilización fisiológica, mental y social. En ella proponemos nuestro programa y sistemas de refuerzos.

La tercera fase es fundamentalmente mental y social, pues la dependencia física habrá desaparecido en setenta y dos horas y la unión al tabaco será puramente psicosocial. Proponemos ideas y sugerencias para el mantenimiento del hábito positivo de no fumar.» (De mi libro *Quiero dejar de fumar.*)

c) *Estimulación prenatal*

1. Una educación a base de estímulos

La educación ya no podemos entenderla en el sentido tradicional, ni siquiera en el límite del nacimiento; el inicio de la actividad de estimulación puede hacerse mientras la mamá esté embarazada. El concepto de estimulación habría, pues, que llevarlo al período intrauterino.

Según Kovacs, educar consiste, de modo genérico, en «potenciar las posibilidades cerebrales del niño». Y nada es más cierto también para esta potenciación educativa que la edad embrionaria y fetal, a través de la cual podemos estimular sistemáticamente al niño del periodo prenatal.

Pongo énfasis en las palabras «sistemática» porque no se trata de estimular aleatoriamente, sumando estímulo, de modo unidireccional, sobre el niño, sino proporcionándole situaciones que le ayuden a su propia maduración cerebral, etcétera.

El desarrollo cerebral del niño intrauterino

La estimulación dirigida al niño intrauterino potencia, sin lugar a dudas, esas posibilidades cerebrales del niño. Existe el psiquismo fetal, como diría Gesell, ya que el niño intrauterino posee patrones de conducta observables, visibles. Y esas conductas observables del feto nos remiten a un cerebro pleno, que ya en ese estadio posee capacidades enormes para integrar información.

La estimulación prenatal hace que el sistema nervioso del niño intrauterino se forme mejor, con más calidad.

Lo que puede favorecer al cerebro embrionario la estimulación prenatal

Esta estimulación, seguramente, favorece el nacimiento de las neuronas, su proliferación, la movilidad que existe en las neuronas, durante este período, en que se forman los núcleos principales que conforman la topografía anatómica del cerebro y sus múltiples y complejas funciones psicofisiológicas.

Seguramente se potencie con esta actividad estimulatoria, no sumatoria, o aleatoria, otros fenómenos como el de la conectividad entre las neuronas. Es decir, la interacción entre las neuronas a través de la sinapsis.

No debe extrañarnos que lleguen incluso a favorecer las reacciones bioquímicas relacionadas con la actividad de los neurotransmisores presentes en la transmisión del impulso nervioso, y las múltiples maneras de activación excitatoria e inhibitoria de las neuronas, como ponen de manifiesto muchas investigaciones.

Es perfectamente válido aquí, como en cualquier otro período de la vida del ser humano, la idea de que el cerebro es una estructura flexible y cambiante, por el uso que se hace de él. Nunca es más cierto esto que en la etapa intrauterina.

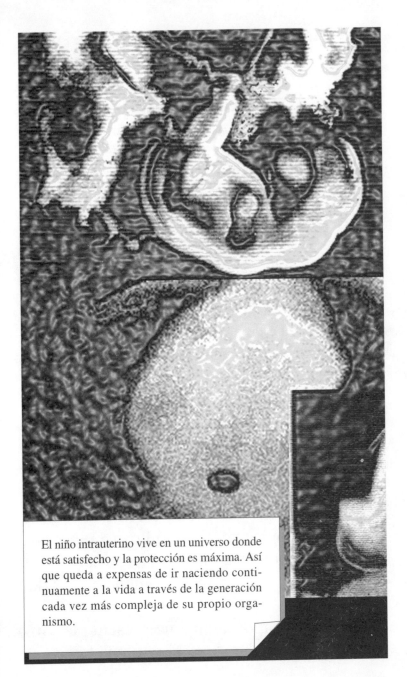

El niño intrauterino vive en un universo donde está satisfecho y la protección es máxima. Así que queda a expensas de ir naciendo continuamente a la vida a través de la generación cada vez más compleja de su propio organismo.

La estructura cerebral es modificable en una dirección positiva a través de la estimulación externa, controlada pedagógicamente, principalmente a través del canal auditivo. Esto produce un efecto positivo sobre el desarrollo del cerebro, sobre la conectividad neuronal y sus cualidades y características, en la formación de innumerables cantidades de circuitos, núcleos funcionales con propiedades tan diversas como estrellas existen en nuestro cielo.

El niño, antes y después de nacer, está empeñado por sí mismo —por el impulso de su propia naturaleza— en la formación de su cerebro. En este orden de cosas se entienden fenómenos como el de la conectividad y de la proliferación de neuronas, además de los propios de la movilidad y la estructuración de las neuronas, así como de la formación intrínseca de las células neuronales en sí mismas, con sus complejas estructuras, aun en muchos casos misteriosa para la propia ciencia.

En el niño intrauterino el cerebro se crea y se destruye, se hace y se deshace con una enorme facilidad. El niño intrauterino llega a tener una complejidad orgánica casi infinita. Nacer sólo es un hito en la evolución de la maduración y el desarrollo.

Esta es la importancia que presenta la estimulación prenatal, este es el reto que tiene una madre en el periodo prenatal, ya que esa potencialidad cerebral es posible mejorarla y activarla a través de programas adecuados de estimulación, a través de programas propios de la educación, que remiten al enriquecimiento del entorno del niño intrauterino.

Con esto, usted no está directamente implicado en la morfología cerebral del niño intrauterino sino a través del enriquecimiento de las sensaciones y los estímulos producidos en el medio. Es así de simple y complejo al mismo tiempo.

Se generarán programas de estimulación del niño intrauterino, basados en la estimulación intrapsicológica, la estimulación táctil y la estimulación auditiva.

Si importantes son las dos áreas anteriormente desarrolladas, lo es considerablemente mayor la enorme trascendencia que posee el protagonista más importante en la historia del nacimiento: el niño.

Las edades del niño intrauterino

Con la posibilidad de estimularlo en el interior del útero se nos plantea un campo amplio de carácter fundamentalmente educativo, donde la posibilidad de mejorar las reacciones nerviosas abre un nuevo mundo de acción educativa de estimulación y de consecuencias extraordinarias.

El niño, en el interior del útero, madura y se desarrolla diferencialmente desde una complejidad conductual inferior a otra superior; es decir, que en el seno materno, el comportamiento embrionario resulta cada vez más complejo. A los cuatro-seis meses desde la fecundación se produce un hito madurativo de carácter somático que permite al niño intrauterino una mayor capacidad para recibir los estímulos internos y externos.

El feto es un ser más eficaz desde el punto de vista madurativo y del desarrollo; si usted logra, de un modo natural, estimular sus vías sensitivas, ello le ayudará a potenciar el propio proceso natural del embrión.

La estimulación prenatal debe tener muy en cuenta el nivel evolutivo y diferencial del niño a lo largo de los nueve meses del embarazo: no es lo mismo tener tres que seis meses de vida. La mayor complejidad del comportamiento del niño intrauterino está en función directa con el desarrollo de su sistema nervioso: actividad motora y tónica, sensitiva, etc.

Un niño al que se estimula intrauterinamente potencia una mayor calidad funcional de su sistema nervioso y tendrá más facilidad para aprender. Usted debe saber cómo cambia su hijo embriológicamente en su seno, aunque sea de una manera sencilla. Debe saber que existe una fuerte potencialidad ya en las células germinales, aunque esté aún muy centrada sobre sí misma.

Al principio, casi todo es un proceso intrínsecamente biológico: cuando se unen las células primigenias (germinales: óvulo y espermatozoide) y se inicia la meiosis (división y multiplicación celular), y aunque el embrión es sensible al medio, no es posible aún estimularlo como podríamos hacerlo posteriormente (pasado unos meses) a nivel sensoperceptivo, motriz y comunicativo. Aquí es donde comienza la más primitiva y primaria descentralización de funciones.

Existen tres edades del desarrollo del niño intrauterino: a) el preembrionario; b) el embrionario, y c) el fetal.

Cuanto mayor es el niño intrauterino en su mundo, más complejidad posee, más posibilidades de integrar información tiene: nacer, salir fuera del útero materno, ir a la luz del mundo, pues sólo es un hito dentro de la evolución del desarrollo y la maduración.

El cerebro va adquiriendo potencialidad en su continuo proceso de diferenciación de sus estructuras y funciones (la estimulación prenatal favorece este proceso): la actividad sensitiva y motora crece en complejidad. Ya a los dos meses hay ritmo en los movimientos, reacciones posturales y cierto nivel tónico, lo que implica una compleja integración del sistema nervioso. Aparecen elementos más sofisticados en relación con la coordinación motriz y la emotividad en el niño intrauterino, y esto es lo que mueve a pensar en la existencia real de un cierto psiquismo fetal.

La complejidad de la conducta motriz a los cuatro meses es ya muy grande; se ha detectado una gran actividad conectiva entre las neuronas y potenciación del proceso de mielinización en las áreas cerebrales del lenguaje (a los cinco meses). En el quinto mes las capacidades del niño son ya enormes en todos los sentidos. Los patrones de conductas observables son múltiples, variados y complejos.

Los programas de estimulación prenatal precisamente van dirigidos a enriquecer todas estas capacidades y ayudan al niño a desarrollar su cerebro. A los siete meses se observa un engrosamiento de la corteza cerebral y un incremento de las prolongaciones dendríticas. El enriquecimiento anatómico y fisiológico del niño intrauterino nos indica bien a las claras el incremento de la calidad funcional del sistema nervioso. El niño a los ocho meses posee una capacidad organizativa cerebral muy compleja, no muy diferente al niño nacido. Nacer físicamente al mundo es sólo un hito dentro del proceso de desarrollo y maduración.

2. UNA ESTIMULACIÓN QUE DENOMINAMOS INTRAPSICOLÓGICA

Se basa en la idea de que la madre es capaz de transmitir sensaciones desde su mente, desde su sistema nervioso hasta el cuerpo de su hijo, y a estas sensaciones se les denomina estimulación intrapsicológica. Término introducido por el autor de este libro, ya que la ciencia mantiene cada vez con mayor evidencia que existe una fuerte implicación entre la mente y el cuerpo, o entre la mente-sistema nervioso y las múltiples funciones del cuerpo.

Las actitudes mentales, que son disposiciones psicológicas de la madre, se tornan reacciones incluso con perspectivas traducibles a términos bioquímicos. Esto está demostrado científicamente cuando hablamos de depresión, alegría o tristeza, en la cólera, la irritación o la agresividad.

Pues bien, las vibraciones mentales de la madre pueden ser transferidas al mundo intrauterino. ¿Cómo se consigue esto? A través de diversos grados de entrenamiento y ejercicios en técnicas de sugestión, que comienzan con el control corporal mediante técnicas sofrológicas.

Usted debe aprender a desconectarse de la tensión muscular diaria. Una vez dominado este estadio, mediante el entrenamiento diario, se debe pasar al ejercicio mental de la visualización, para llegar a estados especiales de conciencia en relación con la gestación y practicar las transferencias de vibraciones agradables al niño intrauterino.

Todos los ejercicios deben ir encaminados a realzar la vivencia materna positiva, integrándolas al universo de las emociones y los afectos maternos. En los ejercicios de visualización mental deben utilizarse multitud de situaciones sugestivas: el color personal, la transmisión del tono-timbre de voz, la transmisión cardiaca, respiratoria y de plexo solar, las posiciones corporales, las actitudes, los deseos, los sentimientos y los afectos personales. Se debe trabajar la esfera mental materna y su vida de ritmo a través de ejercitar diariamente técnicas de control corporal y mental, que tienen el fin de influenciar benéficamente el útero materno.

La respiración, la relajación y la visualización mental son la base de la estimulación intrapsicológica. Se trata de establecer un estado general armónico positivo día a día, que inunde todo el ser materno, por generalización y simbiosis con el hijo en el interior del útero, Sería harto dificultoso exponer aquí todos los pormenores de los ejercicios que se pueden proponer a la madre. Los ejercicios de estimulación intrapsicológica pueden ser combinados con otras programaciones y otras áreas (maternal y preparación al parto).

3. UNA ESTIMULACIÓN QUE DENOMINAMOS AUDITIVA

Ningún canal sensitivo es tan primigenio y fundamental como el oído humano en la conformación de la psique. El oído tiene una formación madurativa y funcional total hacia los seis meses y medio. Las tres estructuras auditivas (oído externo, oído medio y oído interno) se organizan de tal modo que las señales llegan hasta el cerebro.

Por causa de esta capacidad funcional, de plena vigencia en el niño intrauterino, podemos hablar de sistemas de estimulación vía auditiva. Es posible generar programas de estimulación que lleguen al niño intrauterino. Los programas de estimulación auditiva pueden tener multitud de parámetros. Se sabe que la música tonifica el sistema nervioso generando reacciones anti-adrenalina.

El influjo sonoro, en el niño, produce multitud de reacciones en su cerebro. Unas veces placenteras y otras no tanto. Se puede comprobar cómo el niño intrauterino tiene reacciones motrices (patalea el vientre de la madre) ante las situaciones auditivas poco agradables.

El desarrollo anatómico y funcional del oído comienza ya a los veintidós días después de la fecundación. El doctor Tomatís ha verificado que el niño tiene una fuerte capacidad auditiva ya hacia los cinco meses. Todos los sonidos se filtran por el saco vitelino y atraviesan el líquido amniótico hasta el oído del niño.

Los sonidos externos llegan hasta sus estructuras cerebrales: las voces, los sonidos, los ruidos de los órganos maternos. El útero es un lugar sonoro, y esta actividad estimulatoria natural es integrada por el sistema nervioso del niño intrauterino.

Los ejercicios de estimulación auditiva puede hacerlos usted con música, o con sonidos de notas puras, o pueden generarse actividades con multitud de otras situaciones con sonidos y voces humanas.

En base a ello, el niño intrauterino puede tener las primeras vivencias discriminativas básicas en su cerebro, que, probablemente, beneficien el desarrollo de las áreas del lenguaje. Le proponemos realizar ejercicios diarios con música activa y música pasiva, siempre a la misma hora. Proponemos que la estimulación auditiva sea lo más simple posible y también lo más discriminativa que se pueda (es decir, que entre sonidos sencillos existan claros y muy pronunciados contrastes). Utilice siempre mejor notas musicales puras que música, etc. Debe combinar los programas de la estimulación auditiva con la de estimulación intrapsicológica, los ejercicios de gimnasia, etc.

Debe usar la localización espacial y temporal de los sonidos, las voces y la música. Siempre hay que tener presente el tipo de actividad que hacemos para potenciar más un programa que otro. Así podremos desarrollar, de modo muy primitivo, los mecanismos de la atención selectiva tan fundamental para el aprendizaje humano. En estas actividades se debe ir de lo más simple a lo más complejo en la experiencia auditiva.

Las impresiones psíquicas del niño intrauterino parten de la integración que realiza desde su experiencia auditiva. Ésta debe ser de las más primigenias sensaciones que un ser humano puede vivir. Recordemos que el niño al nacer se relaja con sonidos rítmicos; esta es la demostración de una memoria fetal en pleno uso en relación con el sonido cardiaco materno.

Son numerosos los programas que se pueden generar para realizar actividades de estimulación auditiva. El líquido amniótico es mejor conductor del sonido que el aire. Al oído se debe la actividad de hablar y forma la base de la comprensión, y seguramente de todo el proceso de desarrollo de la inteligencia posterior.

4. UNA ESTIMULACIÓN QUE DENOMINAMOS TÁCTIL

La comunicación afectiva mediante el tacto se denomina con la palabra hactonomía. Mediante el tacto también podemos generar programas de estimulación con el niño intrauterino.

Las actividades de tacto con el niño intrauterino puden ser combinadas con la estimulación auditiva, la intrapsicológica, y puesta en relación con ejercicios de reflexoterapia, hidroterapia, etc. Los masajes son ejercicios muy recomendables, junto con tocamientos, caricias... Se debe tener gran sensibilidad al hacer estas actividades sobre el vientre de la madre, ya que el niño es muy sensible a la presión que sobre él se ejerce.

Se pueden programar multitud de ejercicios con relación a estas ideas básicas, con la familia, sólo la madre, la pareja, acompañándola de lenguaje hablado y otras actividades...

Cuando el niño es contactado físicamente, debe integrar esta estimulación en su sistema nervioso. Según Flora Davis, para el niño la sola presión del líquido amniótico es como un abrazo continuo. Para esta autora el niño responde al contacto de manera motora de un modo organizado, y reacciona siempre cuando se le contacta, lo cual demuestra la sensibilidad que tiene ya al tacto, base del desarrollo afectivo posterior cuando nace.

CAPÍTULO V

ESTIMULACIÓN INTRAPSICOLÓGICA

El hecho de querer tener un hijo y desearlo ya es una base suficientemente sólida como para tener una actitud positiva en todo lo que hagamos durante el período del embarazo. Existen muchas formas a partir de esta idea que nos llevará a vivir un embarazo positivo. El hecho de vigilar el cuidado físico en todos sus aspectos (no fumar, tener una alimentación sana, mantenerse en buenas condiciones físicas, revisarse, hacer una preparación al parto, etc), constituye en sí mismo parte de esa actitud de amor hacia el hijo concebido; son acciones que favorecen una armónica relación de tipo psicológico entre la madre y el niño.

Creemos que es posible que si la madre vive un embarazo en paz, disfrutando todo lo posible de su maternidad, si es feliz, eso repercute también en su hijo. La paz mental de la madre puede ser también fuente de armonía del hijo.

Se sabe que entre la mente y el cuerpo existe una estrecha relación. Mentalmente podemos hacernos daño o beneficiarnos de grados de bienestar y salud. También los estados del cuerpo influyen sobre la mente. En esta sencilla relación se basa la estimulación intrapsicológica. Es decir, si la madre logra generar en su mente estados de bienestar sugestivo, esa energía positiva inundará todo el ser, y lógicamente el niño intrauterino se beneficiará de ello como parte de la simbiosis corporal que existe entre la madre y el niño no nacido. Si los estados de armonía de la mente pueden ser soporte también de estados de bienestar del cuerpo, en la estimulación prenatal debemos hacer ejercicios de control mental que nos lleven a ello. Para eso debemos seguir varios pasos:

1.   Aprender técnicas de relajación que nos permita, en primer lugar, eliminar la tensión corporal. Esta relajación puede ser aplicada posteriormente al momento del parto, teniendo especial importancia para ese momento la respiración.

2.   Una vez que sabemos quitarnos la tensión de tipo neuromuscular pasaremos a aprender técnicas sugestivas de visualización mental. Podemos imaginar diversidad de situaciones

en relación con el niño intrauterino. La energía que vivamos trataremos de proyectarla hacia el interior del cuerpo en dirección del niño prenatal.

La idea más importante que debe aparecer en la mente de la madre a lo largo de todo el proceso de embarazo es la de pensamientos positivos y hacer de la maternidad un proceso feliz desde el principio. Cuando se hagan ejercicios de relajación hay que tratar de experimentar esa sensación de felicidad y tratar de focalizarla al interior del cuerpo a través de tener pensamientos y sensaciones positivas: «¡Te siento, y soy feliz de que tu vida se haga en mi interior como un milagro!» A veces provocaremos los pensamientos positivos y otras experimentaremos en la quietud de la ausencia de ellos estados placenteros. Es un buen momento para ponerse en contacto con la parte más sabia de la naturaleza. Estos ejercicios podríamos denominarlos como de la mirada hacia el interior de sí misma; como los del descubrimiento del camino de la corporeidad que nos llevan directamente a sentir la emoción del surgir de la vida. Hay que tratar de descubrir cómo vivir mejor el estado de gestación no como un proceso individual, sino como algo que se comparte íntegramente con el hijo. Un proceso compartido entre dos que están por una sola vez en la vida íntegramente unidos en un cuerpo. Todo aquello que lleve a la madre a vivir su embarazo con una emoción positiva será bueno para el hijo y servirá como mínimo para tener sentimientos y emociones positivas, que no es poco, y con ello haremos del útero un lugar lleno de irradiaciones positivas. El mejor mundo extraterrestre para llenarlo de un paraíso. Que el niño intrauterino perpetuará en las profundidades de su psique en forma de impresiones y sensaciones primigenias...

Cuanto más en forma esté la madre, cuanto mejor se esté en relación al cuerpo, más positivo será todo cuanto hemos dicho; por eso, practicar relajación, una gimnasia apropiada al estado del embarazo, etc., ayudan a vivir estados positivos de orden corporal y mental.

Siempre que pueda procure tratar de hacerse una representación mental de su hijo y cargue de emoción y afecto esa imagen. Seguro que le llegará, ya que la mente es poderosa y descarga su energía, el universo de las vibraciones se tornan hecho reales psíquicos y somáticos. La comunicación con el niño intrauterino y la madre es un hecho consumado.

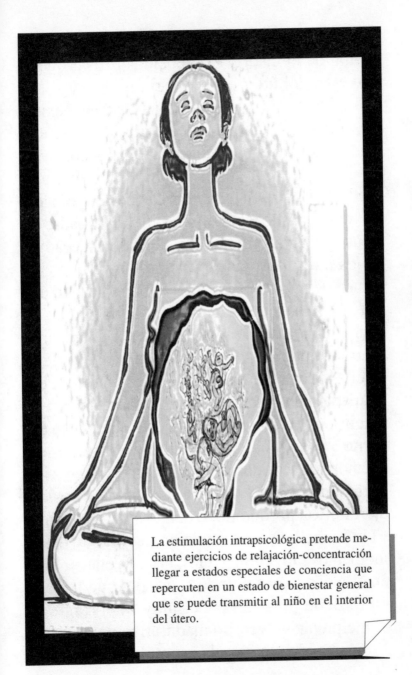

La estimulación intrapsicológica pretende mediante ejercicios de relajación-concentración llegar a estados especiales de conciencia que repercuten en un estado de bienestar general que se puede transmitir al niño en el interior del útero.

El útero debe ser el objetivo de la vivencia mental de la madre. No debemos pensar que el universo del útero es un sitio lúgubre y silencioso. No hay un lugar en el mundo donde exista más actividad creativa que en el útero de una madre durante el embarazo (originar y construir la vida es de por sí lo más dinámico que uno pueda concebir). El útero está cargado de sonidos: los transferidos por el organismo de la madre (el ritmo del corazón materno, el ruido esporádico de los intestinos, la respiración...); los que provienen de mundo exterior (el hermano dando una voz, la música de la televisión, la bocina de un coche, la voz de la propia madre al hablar...). El niño intrauterino viene a la vida y se despierta en ella rodeado de actividad. No es un monje enclaustrado en la lejanía de un lugar remoto y silencioso, sino un ser que está conectado a un entorno vivo, sensitivo, lleno de vibraciones. Cuando los sentidos ya se han creado a través de la maduración del sistema nervioso es posible ejercitarlos porque tiene canales de recepción. El niño recibe ya información del mundo desde momentos muy primigenios, nace en ella, se hace en ella. Todo ese mundo sensitivo que llega al útero debe jugar un papel muy importante en el incipiente desarrollo madurativo del cerebro. Y en esta idea se basa la estimulación prenatal.

El útero es como un planeta en movimiento. Los movimientos de la madre son los movimientos del útero y de su habitante. El niño intrauterino es un ser itinerante. La posición corporal de la madre en todas sus actividades diarias se transfiere al hijo de modo indirecto y debe vivirse por el niño intrauterino como un modo de estimulación exterior.

Podríamos hacer un ejercicio de imaginación y auto-observarnos en un lugar cálido, acolchado por el líquido amniótico, donde toda necesidad está satisfecha, y el estado de felicidad es la naturaleza de la vida misma. Podríamos sentirnos mecidos en el balanceo de los pasos de la madre por el mundo exterior, y notar un brusco movimiento cuando esa madre se agacha a por algo; pero ese movimiento nos mece. A veces uno se siente preso de una mala posición materna, pero basta con llamar la atención dando algún golpe brusco contra la pared del útero y todo queda solucionado en el bienestar del nirvana. De repente una voz grave penetra hasta la última cavidad corporal materna. Los sonidos se amplifican a través del líquido amniótico. La madre está hablando con un hombre que seguramente sea el padre, y nuevamente se oye una voz pero esta vez chillona y muy infantil, quizá sea la de la hermana mayor que protesta por algo que le ha prohibido la madre hacer. El latido del corazón ahora se ha acelerado, se escucha más fuerte y rápido, hay voces y llantos. La hermana se ha caído al subirse a la silla y la madre se ha asustado mucho. El útero ha sido un lugar de mucho movimiento en breves segundos. Todo vuelve a quedar en silencio bajo el ritmo perpetuo del corazón y la respiración. El sonido de un despertador logra dominar por un instante todo lo que acontece, luego se oyen los intestinos maternos hacer unos ruidos secos y dispersos, están pidiendo algo de comida. Un movimiento brusco hace notar que la madre se ha levantado y que comienza un nuevo día...

Quien crea que el útero es un lugar como una tumba anda más que confundido. Quizá incluso lleguen esa energías positivas de tipo sentimental y emocional que la madre experimenta. Pues incluso las propias emociones y sentimientos se transforman en sustancias bioquímicas que se dispersan por el organismo, por lo que debemos intentar una supuesta comunicación positiva con el niño intrauterino. Está muy claro que durante el embarazo madre e hijo perpetúan la más estrecha relación que dos seres humanos pueden tener.

Una madre no es sólo quien es capaz de moverse y producir muchas sensaciones cinestésicas, auditivas, etc., sino alguien que tiene temores, vive momentos de ansiedad y tensión, tiene momentos de alegría y tristeza, le afectan los propios sentimientos y los ajenos. Una veces se siente optimista y otras no; unas está de ánimo muy vital y otras con menor vitalidad... Todo ello puede llegar de modo directo o indirecto al habitáculo sagrado del útero y llegar al niño intrauterino. Por eso resulta interesante que el ritmo vital de la madre sea el mayor tiempo posible de alegría, relajación, vitalidad, optimismo, ánimo, paz, pensamientos y actitudes positivas, todo ello se descarga en el organismo en forma de vibraciones positivas y no se excluye que produzcan sus correspondientes reacciones bioquímicas.

Por todo lo que hemos expuesto la estimulación intrapsicológica es una ejercitación de la madre que indirectamente puede beneficiar al niño intrauterino. Tener momentos para respirar como una forma de recogimiento mental resulta apropiado. Practicar ejercicios de relajación para dispersar tensión neuromuscular ayuda a realizar una comunicación intrapsicológica positiva con el niño, así como practicar visualizaciones mentales. Lo que hay que conseguir con ello es crear estados de armonía interior que inunden todo el ser de la madre. La mente no sólo está

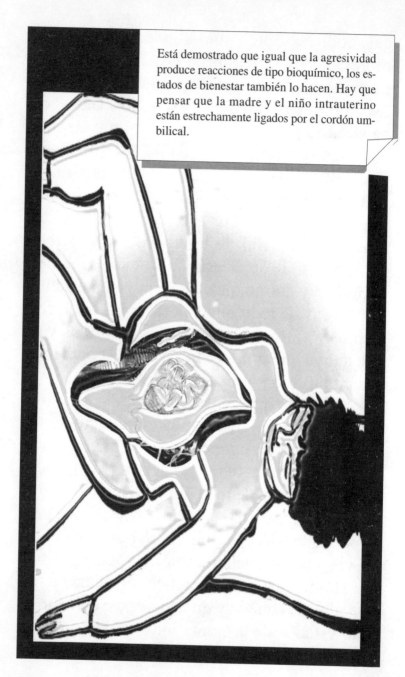

Está demostrado que igual que la agresividad produce reacciones de tipo bioquímico, los estados de bienestar también lo hacen. Hay que pensar que la madre y el niño intrauterino están estrechamente ligados por el cordón umbilical.

imbricada en el cuerpo, sino que forma parte de él, emana de él, lo trasciende, y su influjo y su poder es capaz de alcanzar no sólo el orden de la vida consciente sino del inconsciente, y puede modificar al propio cuerpo y sus funciones. Esto se comenzó a demostrar ya con Freud hace ya muchas décadas. De aquí que la madre pueda influir en el niño intrauterino quizá en dimensiones desconocidas aún para la ciencia, pero profundamente intuidas por las madres.

Aunque en este libro no es posible desarrollar ejercicios por no tener espacio físico para ello —sugerimos que se siga algún manual de los muchos que existen para la etapa del embarazo—, daremos en síntesis algunas ideas sobre ellos:

— Practique durante todos los días ejercicios de estimulación *intrapsicológica* diez o quince minutos (meditación, respiración, relajación, visualización mental).

— Para realizar los ejercicios disponga de una ropa cómoda, mantenga una actitud positiva y relajada, de buen humor. Procure estar en un lugar tranquilo donde no exista mucho ruido, con temperatura y luz agradable.

— Puede estar sentada o en posición horizontal sobre una colchoneta. La idea fundamental de postura de inicio es que esté en un estado de bienestar y comodidad física. En esta posición ningún músculo debe verse obligado, y la misma posición que se adopte debe disminuir la tensión del cuerpo. Todos los músculos deben quedar distendidos así como las articulaciones.

La relajación que le proponemos no pretende ser la que usted realice como preparación para el parto (aunque las bases sean las mismas). Esos ejercicios tienen otras características.

Aconsejamos llegar a un estado de sosiego interior que le ayude a contactar anímicamente con su hijo intrauterino a través de la distensión corporal y de la generación de estados sugestivos diversos. De lo que se trata es de generar una corriente interna y muy íntima de contacto entre la madre y el niño intrauterino.

— Hay que bajar la tensión neuromuscular y el disfrute que ello proporciona dirigirlo hacia el interior del útero y pensar que ese bienestar será también el del niño intrauterino.

— Cierre los ojos y haga que la respiración fluya de un modo rítmico y acompasado, con sosiego.

— Poco a poco vaya aflojando de modo general todos los músculos de su cuerpo, siempre en dirección arriba abajo, es decir desde el cuero cabelludo a la punta de los dedos de los pies.

— El primer objetivo, pues, es bajar el tono muscular (o sea, la tensión de los músculos) por debajo de lo que es normal en la actividad de la vida diaria. Para bajar el tono muscular lo podemos hacer de dos maneras diferentes:

1.   Centrándonos en una zona del cuerpo (por ejemplo la frente) y dándonos cuenta durante varios segundos de la tensión que tenemos en esa parte tratar de bajar su tono (tensión) cada vez un poco más, ese «un poco más» lo deberemos ir repitiendo mentalmente, para bajar al máximo la tensión de cada zona del cuerpo. Esto se debe ir haciendo con cada zona corporal, como ya dijimos en dirección de la cabeza hasta los pies. Este tipo de procedimiento se llama relajación progresiva. Proceso: a) Tomar conciencia de la tensión. b) Relajarla directamente.

2.   Centrándonos en una zona del cuerpo (por ejemplo la frente) tratamos de provocar en ella más tensión de la que posee mediante una acción, por ejemplo arrugando la frente, de tal modo que con ello provoquemos una tensión que nos resulte evidente, y el paso siguiente es bajar esa tensión gradualmente un poco más mediante la repetición de esa instrucción. Proceso: a) Provocar un exceso de tensión. b) Ir reduciendo la tensión: tensar/relajar.

Elegir uno u otro procedimiento para la relajación neuromuscular va a depender de lo que mejor le venga a cada cual.

Síntesis del primer y segundo procedimiento basado en mi obra (casete + libro) *Procedimientos de Relajación*, Editorial EOS, 2.ª ed., Madrid.

Procedimiento A

1. Aleje de la mente cualquier problema, cierre los ojos y nos lo abra hasta el final del ejercicio. Imagine un punto luminoso delante de la frente, a sólo unos centímetros, y concéntrese en ello.

2. Centre la atención en la cara y relaje todos los músculos de ésta (ojos, cejas y frente; mandíbulas y boca semiabierta).

3. Relaje la tensión muscular desde el cuello, la nuca y los hombros.

4. Relaje los brazos hasta las manos (llegue hasta la punta de los dedos).

5. Relaje el tronco y el pecho.

6. Relaje las caderas hasta las piernas y los pies.

7. Respire lentamente por la nariz.

8. Concéntrese silenciosamente en los latidos de su corazón.

9.   Tome conciencia de su peso corporal (siéntalo pesado como el plomo o ligero como una pluma). Vaya haciendo esto por partes diferentes de su cuerpo.

10.   Concéntrese en el plexo solar (boca del estómago), experimente sensaciones de calor abdominal y generalícelo a todo el cuerpo.

11.   Concéntrese en su frente y experimente en ella sensaciones de frescor (imagine un día muy caluroso, pero su frente está fresca mientras que el resto del cuerpo permanece cálido).

12.   Disfrute de su relajación durante algún tiempo.

13.   Salga del estado de relajación moviendo todo el cuerpo y finalmente abra los ojos.

Procedimiento B: *tensar-relajar*

1.   La frente (el cuero cabelludo): arrugarla.

2.   Los ojos (posición de la cejas): subir cejas-apretar ojos.

3.   La mandíbula: apretar los dientes unos contra otros.

4.   La boca (labios y rostro): adoptar la posición de besar de un modo forzado.

5.   La lengua (forzar parte del cuello)

6.   El cuello: forzar postura de la cabeza hacia atrás.

7. La nuca: forzar postura de la cabeza hacia delante.

8. Los hombros: subirlos hacia arriba y bajarlos.

9. Los brazos y las manos (puños): elevar brazos y apretar puños.

10. La espalda (forzarla corvándola hacia delante).

11. El pecho (tórax): sacarlo hacia fuera.

12. El estómago: meterlo hacia adentro.

13. Caderas y nalgas: apretarlas y relajarlas.

14. Piernas y pies: estirar subiéndolas y lanzando los pies hacia delante.

15. Relajar todo el cuerpo aplicando el procedimiento primero.

Este es el esquema básico para lograr un cierto estado de bienestar fundamentalmente corporal donde la tensión del cuerpo disminuye. Por supuesto que estos procedimientos son aplicables para cualquier situación. Para el momento del parto son fundamentales los ejercicios de respiración.

Aprender a relajarse simplemente es cuestión de ponerse a ello durante un cierto tiempo. Se puede aplicar en momentos en que nos encontramos tensos, preocupados, con emociones negativas, cansados, o para establecer un contacto intrapsicológico con el niño intrauterino.

El siguiente paso en la estimulación intrapsicológica consiste en aprovechar el estado de bienestar físico que proporciona la relajación neuromuscular para establecer estados subjetivos en los cuales mediante la imaginación tratamos de incrementar los estados de bienestar corporal y psicológico. Podemos hacer básicamente dos cosas:

1.   Mantener la mente en silencio y no producir ningún tipo de pensamientos. En esta concentración mental lograremos un silencio. Esto es muy difícil de lograr y disfrutaremos de ello.
2.   Mantener la mente ocupada con elaboraciones sugestivas; o sea, imaginar cosas y situaciones con nuestro hijo en el interior del útero. A esto lo llamamos visualización mental.

Aquí vamos a sugerir ideas con respecto a visualizaciones mentales, que pretenden contactar subjetivamente con el niño intrauterino a través de pensamientos e ideas, y que es la base de la estimulación intrapsicológica.

— Imaginar un punto luminoso delante de nuestra frente al inicio de la relajación es una visualización mental que nos permite la concen-

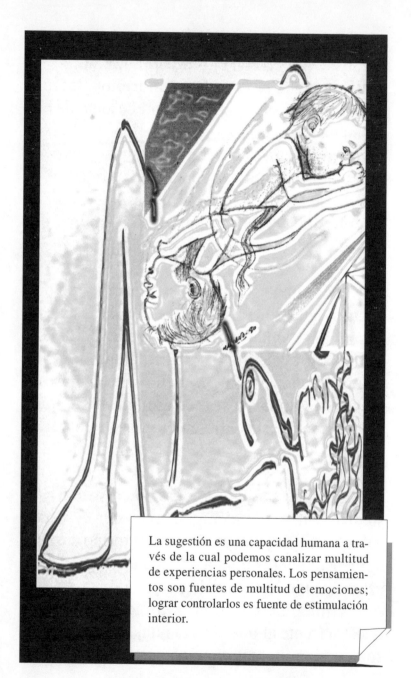

La sugestión es una capacidad humana a través de la cual podemos canalizar multitud de experiencias personales. Los pensamientos son fuentes de multitud de emociones; lograr controlarlos es fuente de estimulación interior.

tración en una imagen y que otros pensamientos se evadan, manteniéndonos concentrados en la relajación.

Las elaboraciones subjetivas pueden estar condicionadas a los propios deseos personales de la madre. A partir de un pensamiento tratar de sentir emociones y sensaciones positivas.

— ¡Imagino a mi hijo dentro de mí...! ¡Veo su posición y la siento...! ¡Soy feliz!

Este tipo de concentración mental dotada de pensamientos, de imágenes mentales, es lo que debemos tratar de focalizar en nuestro interior durante la relajación progresiva. Eso nos llenará de emociones y sentimientos que procuraremos dirigir como una fuente de energía y vibraciones hacia el interior del útero. Esta sería la base de lo que llamamos estimulación intrapsicológica.

Algunas ideas sobre focalización mental:

— Imaginarse el líquido amniótico.
— Elaborar una imagen del niño intrauterino y sentir ternura y emoción por ella.
— La actitud positiva hacia el niño intrauterino hace que le queramos más y «mejor».
— Verse en un estado de alegría junto al niño. Todo tipo de emoción básica tiene un eco de incalculable influjo sobre todo el organismo. Por

eso es bueno potenciar las sensaciones y emociones positivas.

— Imagine brillos, colores y formas: «Estoy tumbada en la hierba y mi hijo está sonriendo.»

— Aprenda a dialogar con su hijo desde su postura mental. Sienta lo que el niño le pueda decir.

— Visualice a su hijo en el útero y concéntrese en la unión umbilical. A través de ella, en el flujo sanguíneo, su hijo recibe los nutrientes necesarios para el desarrollo de su vida.

Cuando se recree en imágenes mentales que usted elabore hay que aprender también a deshacerse de ellas y volver a recrear otras. Esto nos vale para vivir una dinámica diferente de sensaciones con relación a nuestro hijo.

Dice el doctor Tomas Verny que las emociones humanas como la alegría y la felicidad hacen que el cerebro tenga reacciones de índole bioquímica; es decir, el cerebro segrega endorfinas. Parece que estas hormonas pueden llegar al niño intrauterino. Aunque no existe un conocimiento profundo de estos mecanismos, no podemos despreciar la idea de que algún modo nuestro hijo está en contacto con nosotros tan realmente que hasta nuestras sensaciones le llegan de alguna manera. El doctor Tomatís asegura que el niño intrauterino es capaz de grabar datos, analizar situaciones, dialogar con su madre. Es posible, por tanto, que las imágenes mentales puedan desprender energía emotiva que incluso se transmita por reacciones bioquímicas. Las imágenes sugeridas por la madre pueden ser transformadas en impulsos positivos hacia el niño. Por eso debe imperar todo lo que sea positivo en los pensamientos y en las actitudes maternas.

CAPÍTULO VI

ESTIMULACIÓN AUDITIVA

El útero materno es un lugar plagado de sonidos. Dice Flora Davis, en su obra *La comunicación no verbal*, que: «Protegido dentro de su mundo acuoso, el feto siente el calor del líquido amniótico contra su piel y escucha el funcionamiento interno del cuerpo de su madre.» El doctor Joost Meerloo ha descrito el útero como un «mundo de sonidos rítmicos, porque desde el mismo despertar de la conciencia el feto vive el compás del corazón de su madre, en síncope con el suyo propio, que late a un ritmo casi doble».

La vida auditiva, cuando el niño intrauterino tiene un cerebro suficientemente estructurado, debe ser uno de los ejes fundamentales en los que se apoyen las primeras experiencias de la vida consciente, o sea, de la vida mental o psicológica, junto con las experiencias motrices (mover el propio cuerpo y recibir la sensación de ser movido desde el exterior). Debe constituir dos ejes esenciales de la estimulación sensoperceptiva del niño intrauterino que mueva al cerebro a estructurarse desde el punto de vista de su formación con objeto de provocar conexiones entre las neuronas y formar nuevas redes y grupos neuronales.

Está muy claro, pues, que el útero es un lugar lleno de sonidos diversos y que esa diversidad constituye una experiencia fundamental para el niño no nacido. Puede responder a ese universo sonoro y es capaz de aprovecharlo para construirse internamente a nivel cerebral (fisiológico) y en el plano mental (formación básica del psiquismo).

Pero no nos vamos a quedar aquí en esta importante reflexión de lo que significa considerar al útero materno como un lugar plagado de estímulos de todo tipo. Queremos deducir más cosas y llegar a pensar que mediante la estimulación auditiva programada, la madre puede enriquecer el mundo del útero con sensaciones auditivas que favorezcan el desarrollo cerebral del niño no nacido. ¿Es esto posible? ¡Sí!

La primera idea que podemos deducir para poder estimular al niño intrauterino de una forma conveniente es recordar que el útero es un lugar lleno de sonidos amplificados. Es decir, que cualquier estimulo sonoro que penetre en el útero se amplía como por un altavoz gracias a las propiedades que tiene el líquido amniótico (como toda la materia líquida). El niño intrauterino navega pues en un líquido como lo puedan hacer los peces que se trasmiten sonidos a través del agua, a modo de ejemplo. El sonido que nosotros programemos para nuestros ejercicios de estimulación auditiva pasa por dos fases: 1) una disminución del sonido cuando atraviesa toda la materia orgánica de la madre, y 2) una recuperación de la amplitud del estímulo sonoro cuando atraviesa el útero y llega hasta el oído del niño. También podemos pensar en algún grado de distorsión de la onda sonora. Evidentemente, si la madre proyecta estimular con música a su hijo el volumen debe ser graduado y adaptado a estas dos fases, para que la experiencia llegue con cierta nitidez al oído del niño.

La segunda idea que podemos extraer, de lo dicho hasta ahora sobre la estimulación auditiva, es que el niño percibe, en más cantidad, los estímulos auditivos rítmicos. El ejemplo más claro es el del sonido del corazón y su sentido positivo de relax. Es decir, que si en la estimulación auditiva que proponemos al niño no nacido introducimos la idea de que sean sonidos rítmicos, repetidos, y no muy complejos, estamos colaborando con la naturaleza y enrique-

159

ciendo su línea natural de acción. Este último principio pienso que es una idea esencial para todas aquellas mamás que intenten estimular a su hijo desde el exterior con música o sonidos de cualquier índole. La propuesta sería:

1. Introducir un ambiente sonoro cuanto más simple mejor.
2. Que los sonidos sean rítmicos, acompasados.
3. Que su naturaleza no sea estridente, sino agradable.

Al respecto de estos principios elementales, y para observar cómo se dan en todo el reino animal, recuerdo cómo mi perro «Zar» casi recién nacido y retirado de la presencia de la madre «lloraba» amargamente en su cestito de mimbre, como lo suelen hacer todos los cachorrillos que viven esta experiencia traumática. Le pusimos muy próximo a su oído un despertador que segundo a segundo marcaba un rítmico «tictac». Su consuelo fue realmente significativo. En el vientre de su madre también había oído otro sonido tan armonioso, repetido y simple como el que producía el corazón materno. Sin embargo, en esta idea podemos hacer la prueba contraria, exponerlo a sonidos esporádicos, estridentes, poco acompasados y podríamos observar al mismo tiempo señales de alarma, reacciones de inquietud, etc. Lo cual nos indica que debemos generar ambientes sonoros antiestridencia.

La siguiente idea que podemos deducir sobre el sonido cardiaco trata del tiempo de exposición. El sonido cardiaco es omnipresente para el niño intrauterino. Por tanto, nuestra siguiente propuesta de estimulación auditiva es:

4.	Mantener la estimulación auditiva externa (música, sonidos...) siempre bajo un ritmo estable de presencia (a la misma hora, durante un mismo tiempo, y repetir el mismo estímulo a lo largo de todo el embarazo durante todos los días, o varias veces cada día).

En resumidas cuentas, mantenga en su programa de estimulación auditiva la idea de *simplicidad, ritmo repetitivo, no estridencia (suavidad) y presencia estable y repetida* de la misma estimulación.

Como vemos, la estimulación prenatal requiere del seguimiento de unos principios elementales y no del puro azar. También hay que pensar que el niño está protegido contra cualquier daño de una estimulación inconveniente que podamos realizar. Esto ya lo dijo Spitz hace

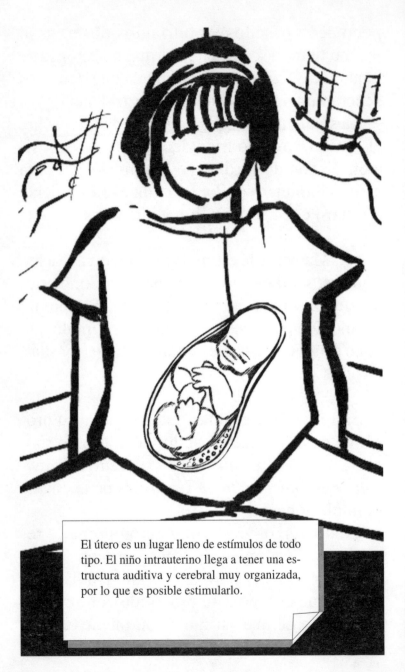

El útero es un lugar lleno de estímulos de todo tipo. El niño intrauterino llega a tener una estructura auditiva y cerebral muy organizada, por lo que es posible estimularlo.

muchos años al comprobar que tanto el niño no nacido como el neonato están protegidos contra el exceso de estimulación ambiental. Se sabe que en este período se tiene un umbral sensitivo más bien alto. Es decir, que para que el niño responda, la estimulación debe ser elevada. Otro dato curioso fue el que nos ofreció también hace ya tiempo el etólogo D. Morris, quien investigó la enorme sensibilidad auditiva que posee el niño a los ritmos suaves y acompasados. Tanto una teoría como la otra ratifican los cuatro principios que anteriormente hemos recomendado a la hora de trabajar un programa de estimulación puramente auditivo. Con la idea de Spitz observamos que la naturaleza se resiste a lo estridente. Muchas madres embarazadas cuentan en su haber multitud de anécdotas al respecto. Una me comentaba, en cierta ocasión, que habiendo estado en un ambiente sonoro estridente el niño se agitaba en el interior del útero soltando de cuando en cuando alguna patada. Otras me han hablado de la experiencia de serenidad y de falta de actividad frenética del niño intrauterino cuando los estímulos han sido suaves, rítmicos y estables...

La última idea nos lleva a la conclusión de que el niño intrauterino tiene una capacidad auditiva realmente importante en el orden de la construcción mental y con relación a la creación de un cerebro capacitado para las vivencias diversas en la dimensión sensorial y perceptiva. En este sentido el niño no nacido presenta ya una capacidad muy significativa para la discriminación auditiva.

Ser capaz de discriminar auditivamente los estímulos implica necesariamente una compleja organización mental. Un organización cerebral que atiende a una actividad psíquica de tipo perceptivo (actividad puramente mental) y sensitivo (recepción de estímulos con relación a los sentidos). El niño, pues, es muy sensible a los sonidos. Puede fijar datos en su cerebro en forma de impresiones, y esto es realmente extraordinario. Quizá sea a lo que se refiere Gessel cuando habla de «conciencia fetal».

De todo lo expuesto se deduce la importancia que tiene hacer estimulación auditiva prenatal con el niño no nacido de un modo organizado y bajo unos principios preestablecidos. Esta capacidad discriminativa de tipo auditivo que el niño posee está siendo cada vez más refrendada por la ciencia. Se sabe que el oído interno es capaz de mandar al cerebro previamente sonidos seleccionados a partir del quinto mes. Esto es así porque el niño reacciona físicamente —de modo motor— ante determinado tipo de estímulos sonoros. El doctor Tomatís dice que a través del oído el niño recibe de modo filtrado la voz de la madre y se demuestra que no es pasivo ante los sonidos, por lo que este autor concluye que el niño intrauterino es capaz de aprender, grabar y analizar con relación a ese mundo mental sensitivo y perceptivo; idea que se relaciona con la ya comentada de D. Morris.

La capacidad de audición del niño intrauterino tiene un desarrollo evolutivo estrechamente relacionado con la evolución cerebral y es uno los sentidos básicos en el inicio del psiquismo. Cuando el cerebro tiene ya una estructura capaz de canalizar las sensaciones en percepciones también los órganos de los sentidos han madurado y han formado su estructura en una funcionalidad profundamente coordinada y equilibrada. Esto ocurre con el órgano del oído y su proyección en el cerebro. Vamos a estudiar este fenómeno para entender mejor el porqué de la estimulación auditiva.

La anatomía del órgano del oído consta de tres estructuras bien diferenciadas: 1) oído externo, 2) oído medio y 3) oído interno. El oído está en relación con el sentido del equilibrio y la audición, ambas imbricadas con proyecciones cerebrales. La del equilibrio con el cerebelo y la de la audición con el cerebro. Cada una de esas estructuras del oído tiene una funcionalidad específica. El oído externo trata el sonido en su sentido mecánico; el oído medio es un puente intermedio que filtra el sonido hacia el oído interno, y el oído interno tiene la misión de transformar las ondas sonoras en impulsos nerviosos que son, a través de los nervios, conducidos hacia diversas zonas cerebrales (estacionamiento coclear y vestibular. A los seis meses y medio aproximadamente el niño intrauterino tiene formados y perfectamente estructurados estos órganos y conectados y en perfecto uso de funcionamiento con el cerebro. Esto nos aporta un dato muy interesante con relación a la estimulación auditiva. A partir de esa edad podemos asegurar que el niño tiene una potente capacidad de recepción auditiva, perfectamente madura y organizada en relación al cerebro. Por lógica, llevar a cabo un programa de estimulación auditiva con el niño fortalecerá probablemente la experiencia psicológica de la percepción de los sonidos en el cerebro, por lo que muy probablemente al estimular determinadas áreas cerebrales éstas se desarrollen más y mejor.

La capacidad auditiva con sus órganos de uso no aparece de la noche a la mañana. Hay un período de formación evolutiva y una receptividad auditiva que va madurando, que va desarrollándose en un proceso que se inicia a los veintidós días de la fecundación. Este proceso va diferenciando las tres estructuras que hemos mencionado anteriormente y a la vez se va produciendo una compleja conexión con el cerebro; principalmente existe una proyección de los impulsos nerviosos auditivos hacia la corteza cerebral que se transforma en un área especializada en tratar esta información. Aunque hemos dado la edad de los seis meses y medio como segura para saber que el niño reacciona a los estímulos sonoros, sin embargo, hay muchos autores que dicen haber observado reacciones hacia los cinco meses. Por tanto, se podrían avanzar los programas de la estimulación auditiva hacia los cinco meses, coincidiendo de esta forma con la fecha de inicio a la que recomendamos que se comience la estimulación prenatal.

Por tanto, se puede deducir que si una madre pone música ambiental pensando en estimular a su hijo existe ya una explicación lógica para ello. Ahora deberíamos analizar un poco el sentido que tiene proponer sonidos al niño intrauterino según un cierto orden o metodología. Si decidimos estimular auditivamente al niño intrauterino hemos de saber lo que hacemos de antemano. La estimulación auditiva debe estar estructurada, planificada; es un error dejarse guiar por la improvisación.

Lo que a uno se le ocurre primeramente es usar la estimulación auditiva por excelencia: la música; y podemos hacerlo, pero teniendo en cuenta algunos principios:

1.   La música suave de tono relajante es propicia para tonificar el sistema nervioso. Es bueno determinar alguna de nuestro agrado y repetirla día tras día a la misma hora. O durante varios momentos al día y durante un período de tiempo. La música sosegada (adagios) es antiestrés y antiadrenalina. Lo ideal es elegir música clásica (un autor y una obra), aunque no hay inconveniente en usar otros tipos siempre que reúnan la condición de música tonificante.

2.   La elección de la música se debería sujetar cuanto más mejor a los principios de *simplicidad, ritmo repetitivo, no estridencia (suavidad) y presencia estable y repetida en el tiempo* de la composición.

Con esta planificación del tipo de estímulo auditivo que queremos hacer llegar al niño lo que se pretende es activar la corteza cerebral en las áreas de proyección auditiva que coinciden con las del lenguaje. Sabemos que el lenguaje humano se compone de registros sonoros que quedan grabados en nuestro cerebro. Es curioso cómo uno de los grandes debates científicos de la psicología ha sido ver la relación entre lenguaje y pensamiento; se ha considerado incluso que entre lenguaje y pensamiento no existía ninguna distinción. Este mismo problema nos suscita la importancia que tiene la audición en la construcción de la mente. Estimular al niño intrauterino auditivamente proporciona una mayor activación de la corteza cerebral.

No solamente el oído muestra a lo largo del embarazo un proceso paulatino de evolución que finaliza con una maduración de los sentidos muy importante, sino que todos los sentidos en mayor o menor grado experimentan esa evolución. El niño reacciona a estímulos luminosos. El útero no es un lugar tenebrosamente oscuro. Cuando la madre se expone a la luz del sol en la playa, un día luminoso, el útero es una bóveda de color naranja, por lo que le recomendamos que estimule visualmente al niño. No se trata de que vea nada, sino de que reaccione, sienta, ante determinados estímulos luminosos visuales. Se han observado reacciones del niño intrauterino entre los seis y los siete meses, por lo que este es un buen momento para estimular de modo visual. Se puede realizar de la forma siguiente:

1. Si el tiempo es propicio y estamos en una época de temperatura agradable dejar que el vien-

tre quede al descubierto para que la luz del sol penetre en el útero. Hacerlo durante un tiempo todos los días.

2.   Otro modo de proceder es con iluminación artificial en casa, y en presencia de una luz muy potente (el vientre al descubierto). Programar durante un tiempo ejercicios de contraste de estimulación: oscuridad/luminosidad encendiendo y apagando la luz, y repitiéndolo todos los días durante un rato.

3.   Con una linterna potente, y en semioscuridad, ir moviéndola contra el vientre. Hacerlo durante un tiempo y todos los días.

Estos ejercicios pueden ir acompañados de música ambiental según los criterios de estimulación auditiva que ya hemos descrito anteriormente.

La estimulación que proponemos hace que el niño se mantenga activo y comunicado con el exterior. Y potenciamos una capacidad muy importante como es la de la discriminación por contrastes: sonidos diferentes, luces diversas...

Potenciar la capacidad de discriminación es un objetivo de la estimulación auditiva y visual realmente muy interesante. El niño en el interior del útero podrá reaccionar mejor a contrastes de estímulos muy diferenciados; ya hemos visto algunos: luz/oscuridad, silencio/sonido... Con ello el cerebro del niño intrauterino, en cierta forma, reacciona, hace gimnasia, se reactiva, conecta neuronas...

No se trata con esto de que estemos estimulando al niño durante todo el día, sino en períodos de tiempos controlados, siempre a la misma hora y durante el mismo espacio de tiempo. Cuando hablamos de discriminar estímulos no queremos decir que en los auditivos comencemos a mezclar estilos diversos de música, autores, obras, etc. Ya dijimos que eso no es recomendable hacerlo a un mismo tiempo. Quizá pudiéramos programar dos momentos del día alejados suficientemente como para establecer un cierto contraste (por la mañana y por la tarde).

1. Programar ejercicios físicos por la mañana mientras escuchamos una música rítmica (todos los días, un tiempo, a la misma hora y la misma música).
2. Programar unas sesiones de estimulación intrapsicológica por la tarde mientras escuchamos música sosegada (todos los días, un tiempo, a la misma hora y la misma música).

El desarrollo de la capacidad discriminativa puede aumentar en el niño intrauterino a través de proponerle estímulos de contrastes muy diferentes, pero eso no significa que debamos ser aleatorios y complicar el asunto; se deben establecer programas muy claros, sistematizados, analizados...

El hecho de que propongamos siempre la monotonía de la repetición es porque a través de ello el niño naturalizará su presencia, formará parte de él y no será algo extraño a sí mismo. Pensemos a este respecto lo que hemos expuesto sobre el tema del sonido cardiaco de la madre. El niño llegará a sentir anticipadamente algo que probablemente sucederá, y esto supone también desarrollar su potencialidad.

Alguna madre podría ver en todos estos ejercicios prenatales quizá un complicado manejo de simples programas de estímulos. Debemos decir que con sólo la dedicación que una madre pueda tener en este sentido con su hijo intrauterino expresa en sí misma una actitud de afecto, de amor y dedicación hacia su hijo realmente grande. El niño intrauterino no es alguien que sea amorfamente inactivo, sino que es un ser activo al que gusta ejercitar lo que la naturaleza le va dando: capacidad de oír, de reaccionar, de moverse... Satisfacer estas necesidades quizá sea la base de la emoción más básica y primigenia. ¿Qué emoción más importante puede haber que su propia madre le ofrezca lo que le es grato recibir? Además de poder sentir que no está sólo, sino acompañado por un universo de maravillosas sensaciones... ¿Y qué es eso sino sentir la vida misma...? El útero no es una tumba, es un «planeta orgánico» lleno de actividad y de vida...

Con las fuentes del sonido podemos hacer muchos ejercicios de contrastes a la hora de estimular con nuestro programa. Por ejemplo:

1. Hacer contrastes de sonido en cuanto al volumen: ir de muy flojo hacia muy fuerte.
2. Hacer contraste con el lugar de donde emana la fuente de sonido, moviéndola de una dirección a otra.

Hay que realizar estas actividades a una velocidad moderada. En cuanto al segundo punto podemos a su vez variar la manera de mover la fuente sonora: delante-detrás, de un lado a otro, de arriba abajo...

Vuelve a ser muy interesante en todos estos ejercicios seguir los principios de repetición siempre igual (durante todo el resto del embarazo).

Hasta ahora hemos considerado la música como un elemento de estimulación auditiva muy importante, pero esta no es la única posibilidad. Cualquier fuente sonora puede ser objeto de trabajo de la estimulación auditiva. Las voces y los sonidos puros pueden ser un objetivo realmente interesante de esta estimulación.

1.   Trabajar con la voz de la madre, pues es un sonido familiar para el niño; una voz filtrada, pero siempre la misma, con sus matices. Dedicar algún tiempo a hablar en voz alta con el niño mientras se acaricia el vientre o practicamos algún ejercicio de estimulación intrapsicológica. Cantar alguna canción sencilla (siempre la misma).

2.   Reunir a la familia y que se hable muy cerca del vientre de la madre como si se dialogase con el niño prenatal a la vez que se acaricia el vientre materno. Cantar alguna canción en coro (siempre la misma).

Soy más partidario (sin excluirlo) de una estimulación auditiva natural y a la vez que sea lo más simple posible. Lo más elemental y básico de la música son las notas. Pienso que en ellas se pueden aplicar mejor que en ningún otro tipo de sonido los principios que enumerábamos al comenzar este capítulo. Y esto se basa en el significado del sonido cardiaco y en la vivencia positiva que se refleja en el niño. La familiaridad con sonidos puros puede ser más intensa y directa en el sentido discriminativo del que ya habláramos anteriormente.

1. Usar secuencias repetidas de notas puras: do, re, mi, fa, sol, la, si.

2. Grabe en una cinta secuencias de sonidos con notas puras.

3. Mantenga el principio de todos los días a la misma hora durante un mismo tiempo.

4. Podemos comenzar durante un tiempo con notas puras, seguir con una composición musical en adagio y terminar de nuevo con las notas.

5. Usar criterios diversos con la escala musical en orden ascendente y descendente.

6. Podemos jugar con la repetición de cada nota en cada secuencia. Por ejemplo: 1.ª secuencia: do (3 veces); re (3 veces); mi (3 veces); fa (3 veces); sol (3 veces); la (3 veces); si (3 veces). 2.ª secuencia: do (4 veces); re (4 veces); mi (3 veces); fa (3veces); sol (2 veces); la (2 veces); si (1 vez)... Este tipo de ejercicios habría que prepararlo, y después de establecer una serie de secuencias exponerlas al niño, todos los días, a la misma hora y el mismo espacio de tiempo.

Sabemos que el niño intrauterino tiene una gran actividad cinética. El útero no es un lugar estático, sino todo lo contrario. Ya hemos dicho que los movimientos que realiza la madre se transmiten de modo mecánico al útero, y el niño llega a ser sensible a esta cinética. Los ejercicios físicos no sólo benefician a la madre en su estado de forma, sino que estimulan al niño en el interior del útero: el niño se mueve con su madre...

A este respecto se puede unir actividad física con estimulación auditiva:

1.   Secuencia musical (de carácter dinámico).
2.   Programa de movimientos físicos: deprisa/despacio; arriba/abajo; hacia adelante/ hacia atrás...

CAPÍTULO VII

ESTIMULACIÓN HAPTONÓMICA

La palabra haptonomía significa tacto con afecto. El niño recibe a través de su vientre la presión que se pueda ejercer al acariciar o presionar ligeramente el materno. Esto es a lo que llamamos haptonomía, denominación que da Frans Veldman a una terapia a través del tacto aplicado a las relaciones humanas; es la ciencia de la comunicación afectiva a través del tacto. El niño no es indiferente al contacto físico que podamos establecer con él. De modo evidente muchas veces responde con movimientos diversos, o incluso con cambios de postura. El niño intrauterino es sensible al tacto que podamos hacer desde el exterior a través del vientre materno.

La haptonomía se puede trabajar como estimulación del niño intrauterino aplicándola alternativamente a otras situaciones, por ejemplo, la estimulación auditiva. Se desarrollarán momentos en los que la madre sistemáticamente acaricie su vientre, o miembros de la familia lo hagan con ella, mientras hablan o escuchan música. Como en todos los ejercicios de estimulación será necesario que estas sesiones se programen todos los días, durante un tiempo y a ser posible en momentos precisos.

Podemos aprovechar la sesión de estimulación haptonómica para que la mamá realice un automasaje sobre el vientre. Existen diversas formas de practicar la haptonomía.

Puede comenzar tomando conciencia de su propio cuerpo a través de reconocer las zonas que protegen al útero y contactar con sus manos dichas partes: caderas, pubis, pavimento pélvico... Mientras entra en contacto con las diversas partes del cuerpo procure ir haciéndose una imagen del niño en el interior del útero y trate de comunicarse psicológicamente con él.

Mientras contacta a través del vientre con su hijo masajeando toda esa zona, procure practicar la relajación, ya sabe que debe ser de tipo neuromuscular.

Las sensaciones físicas que llegan al cuerpo del niño son muy amplias; no sólo el cuerpo se ve estimulado por el contacto directo, sino que también recibe influjos indirectos como los derivados de todos los movimientos que la madre realiza con su cuerpo. Así pues, todo ese universo de sensaciones debe ser integrado por el cerebro del niño. Los ejercicios de haptonomía deben tener las características de las caricias que solemos hacer a los niños cuando nacen.

Debemos, pues, programar esas caricias en forma de ejercicios de estimulación prenatal. Programar actividades de tocamientos diversos: caricias, masajes... Familiares que tocan al niño mientras hablan muy cerca del vientre.

La forma de tocar el vientre de la madre puede ser también programada en diversas direcciones: arriba/bajo, derecha/izquierda...

El tacto tiene en la vida de relación una fuerte significación. En cierta ocasión, en un libro titulado *La autoestima en los hijos*, escribí lo que sigue sobre el tema de las caricias:

«EL PODER DE LA CARICIA

Los seres humanos somos piel. La piel nos limita el adentro y el afuera de nosotros mismos. La piel es la frontera entre lo interno y lo externo. A través de la piel damos y se nos da. A través de la piel nace el afecto corpóreo que proyecta su esencia en el afecto inmaterial del amor. La piel recibe y da afecto. Recibe caricias físicas y da caricias físicas.

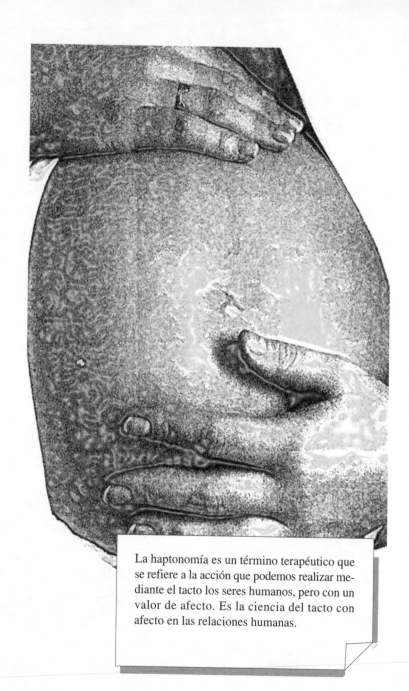

La haptonomía es un término terapéutico que se refiere a la acción que podemos realizar mediante el tacto los seres humanos, pero con un valor de afecto. Es la ciencia del tacto con afecto en las relaciones humanas.

El niño recién nacido sin esta transición afectiva muere. René Spitz demostró bien este acontecer en los niños pequeños.

Las caricias físicas que damos a nuestros hijos pequeños son la base de la autoestima primaria más elemental.

Cuando no tocamos a nuestros hijos cariñosa y afectivamente, sentamos las bases de la autoestima negativa.

Los niños necesitan una transición afectiva a través de los poros de la piel. Muchos estudios hablan de seres adultos con problemas porque en su tierna infancia no fueron suficientemente acariciados por sus padres. Y muchos padres se preguntarán: ¿por qué...?

Existe en la infancia una necesidad imperiosa de ser estimulado. Y ninguna necesidad es tan grande en la infancia como la afectividad. Una de las fuentes de afectividad más esencial es la que se produce a través del tacto, de la caricia física.

En el primer año de la vida son fundamentales esas caricias físicas. La sensibilidad por el tacto está muy en relación con los centros nerviosos. Y la carencia de esta estimulación se ha demostrado que puede llegar a producir problemas orgánicos...

Recuerdo a un padre cuyo deseo por tener a un hijo ya en fase prenatal quedó abortado por un problema laboral. Se quedó sin empleo y le surgieron mil cuestiones sobre la seguridad de su familia compuesta por su esposa y dos hijos más.

Nació aquel ser maravilloso. Su padre se negó en redondo a cogerle en brazos. ¡Qué cosas! Lo rechazó por un problema laboral.

¡Somos seres de circunstancias! En este mundo todo vuelve al cauce de la monotonía. Aquel padre logró triunfar en los negocios. Le fue bien como empresario. Con esa situación de seguridad resuelta, volvió a aceptar a su hijo. Aunque le quedó para siempre ya un cierto remordimiento. A veces a los seres humanos se nos ocurren estas cosas, aunque seamos gentes habitualmente sanas y "buenas".

Al llegar a la adolescencia a este muchacho se le diagnostican por un psicólogo las secuelas que dejan las punzantes batallas de la baja autoestima. Es inseguro. Presenta nerviosismo y mucha ansiedad. Temores. Con deseos de ser el centro de atención de los demás. Está necesitado de cariño... Y desde luego muchos de estos rasgos los adquirió gracias a esa falta de estima básica que vivió en su más tierna infancia, un puro accidente muy relacionado con lo económico y lo laboral...

La piel es la primera receptora del afecto humano y es la base de la conducta de apego. ¡Abrazad a vuestros hijos!»

No sólo podemos remontar al primer año de la vida esas primeras vivencias positivas sobre las caricias psicológicas, sino que ya el niño intrauterino es sensible a ese contacto físico-psicológico que podemos transmitir a través de las manos. El contacto que establecemos con el niño se proyecta hacia la corteza cerebral en forma de estímulo. Abrazar a un niño pequeño puede retrotraer hacia una experiencia más básica y elemental de la época del embarazo.

Escribe Flora Davis: «Dentro del útero, el niño está sostenido y envuelto —en realidad, presionado por todos lados— dentro del calor del vientre materno. Lo que más se asemeja a esta experiencia en el mundo exterior es estar en brazos de su madre.»

Con la estimulación haptonómica se pretende profundizar en ese ámbito del contacto físico. El niño responde ya desde las ocho semanas. La sensibilidad del niño al tacto es algo extraordinario.

La percepción del movimiento es, como dice el doctor Cesar: «Cuando usted camina, o corre, el bebé está sentado dentro de usted.» Así que hay formas de practicar haptonomía aunque sea de manera indirecta, pues estar en el útero es como estar recibiendo un abrazo continuo. Uno podría pensar que el niño intrauterino vive en un «agujero», incómodo; y nada más lejos... Claro, que..., en algún momento hay que salir... En ese universo el niño se ha adaptado a las mil maravillas y es un experto en ese medio donde es capaz de discriminar una ingente cantidad de situaciones, responder a ellas de modo apropiado, al mismo tiempo que aprende. Una de las percepciones discriminativas que el niño puede llegar a realizar con relación al movimiento es la de distinguir la propia cinética corporal de la que es externa a su propio cuerpo y que le influye. Esta distinción significativa es un avance con relación a la toma de conciencia de sí mismo, de percibirse y sentirse como una unidad independiente de todo lo que le rodea. Quizá sea también la base sobre la que se integren una cantidad ingente de otras estimulaciones que están en el medio intrauterino.

ÍNDICE